常见疾病临床药学监护案例分析丛书

常见疾病临床药学监护
案例分析

——内分泌疾病分册

范国荣　彭永德　主编

科学出版社
北京

内 容 简 介

　　本书汇集了6种临床常见内分泌疾病的典型案例，包括糖尿病、甲状腺功能亢进症、甲状腺功能减退症、骨质疏松症、痛风和高尿酸血症、甲状腺炎。每个病种选取3~5个经典案例进行分析，归纳药学监护要点和常见用药错误，最后依据最新的临床监护路径，针对每个病种的治疗特点，形成标准化的药学监护路径。

　　本书可供内分泌专科临床药师在日常药学服务中参考、查阅，帮助该专科临床药师建立规范的工作方法。

图书在版编目（CIP）数据

常见疾病临床药学监护案例分析.内分泌疾病分册 /
范国荣,彭永德主编. —北京：科学出版社,2019.1
（常见疾病临床药学监护案例分析丛书）
ISBN 978 - 7 - 03 - 059340 - 5

Ⅰ. ①常… Ⅱ. ①范… ② 彭… Ⅲ. ①内分泌病—临床药学 Ⅳ. ①R97

中国版本图书馆 CIP 数据核字（2018）第 246715 号

责任编辑：闵　捷　周　倩 / 责任校对：谭宏宇
责任印制：黄晓鸣 / 封面设计：殷　靓

科学出版社 出版
北京东黄城根北街 16 号
邮政编码：100717
http://www.sciencep.com

南京展望文化发展有限公司排版
上海当纳利印刷有限公司印刷
科学出版社发行　各地新华书店经销

*

2019 年 1 月第　一　版　　开本：787×1092　1/32
2022 年 11 月第八次印刷　　印张：9 3/4
字数：250 000

定价：60.00 元
（如有印装质量问题，我社负责调换）

常见疾病临床药学监护案例分析丛书
专家指导委员会

主　审　丁　健

主任委员　陈万生

委　　员（按姓氏笔画排序）

吕迁洲（复旦大学附属中山医院）

杨婉花（上海交通大学医学院附属瑞金医院）

沈甫明（同济大学附属第十人民医院）

张　健（上海交通大学医学院附属新华医院）

陈万生（第二军医大学附属长征医院）

范国荣（上海交通大学附属第一人民医院）

林厚文（上海交通大学医学院附属仁济医院）

钟明康（复旦大学附属华山医院）

祝德秋（同济大学附属同济医院）

郭　澄（上海交通大学附属第六人民医院）

陶　霞（第二军医大学附属长征医院）

常见疾病临床药学监护案例分析
——内分泌疾病分册
编辑委员会

主　编　范国荣　彭永德

副主编　石卫峰　王春江　顾鸣宇

编委会(以姓氏笔画为序)

王春江(中南大学湘雅三医院)

邓利娟(萍乡市人民医院)

石卫峰(上海交通大学附属第一人民医院)

朱玲琦(同济大学附属同济医院)

范国荣(上海交通大学附属第一人民医院)

荆　莉(南京市第一医院)

柳汝明(昆明医科大学第一附属医院)

侯幸赟(第二军医大学附属长征医院)

顾鸣宇(上海交通大学附属第一人民医院)

徐浣白(上海交通大学附属第一人民医院)

彭永德(上海交通大学附属第一人民医院)

丛书序

党的十九大明确提出了健康中国战略，要向全民提供全方位、全周期的健康服务，全面建立优质高效的医疗卫生服务体系。随着医疗卫生体制改革不断深化，公立医院破除以药补医、取消药品加成等政策措施正逐步落到实处，医疗机构药学服务正面临着前所未有的发展机遇和严峻挑战。

发展机遇即是新形势下人民群众对优质、安全医疗需求的日益增长，药学服务的重要性逐渐凸显，得到了卫生管理部门和医疗机构的重视。国家卫生和计划生育委员会明确提出促使医院药学服务实现"两个转变"的要求：药学服务从"以药品为中心"转变为"以病人为中心"，从"以保障药品供应为中心"转变为"在保障药品供应的基础上，以重点加强药学专业技术服务、不断提升药学服务能级、参与临床用药为中心"。挑战即是各地在公立医院药品加成取消后，医疗服务价格进行了适当调整,但药事服务费用未得到落实,药师的服务价值无从体现,这必将损害药师的利益,影响药师队伍的稳定和发展。这种形势一方面与当前的医疗改革进程有关,另一方面也与临床药学服务的质量存在一定差距、药学监护工作尚不够规范有关。

依据美国药剂师协会的定义,药学监护是一种以患者为中心、治疗结果为导向的药学实践,要求药师、患者及为患者提供保健的其他医疗者一起,来促进健康、预防疾病,以及评估、监测、制订和调整药物的使用,确保药物治疗的安全和有效。纵观美国临床药学的发展史,药学监护的规范化发挥了至关重要的作用。1990 年,Hepler 和 Strand 在 *Opportunities and responsibilities in pharmaceutical care*[Am J Hosp Pharm, 1990, 47(3): 533 −543]一文中首次提出了药学监护的概念;1998 年,Cipolle、Strand 和 Morley 在 *Pharmaceutical care practice*(New York: McGraw-Hill, 1998)一书中正式定义药学监护:是执业者承担解决患者药物相关需求的责任并坚守这一承诺的一种实践;在执业过程中,以达到正向的治疗结果为目标,向患者提供负责任的药物治疗服务,从而推动了药学监护的规范化的进程。2004 年,药学监护的费用补偿代码获得美国医学会批准。2006 年,Medicare 开始支付此服务,药学监护工作进入了良性发展的轨道。借鉴美国药学监护的发展经验,我们必须首先实现药学监护的规范化,实行明确的量化评价和考核,进而获取相应的服务价值,提高药学服务质量。

近年来我国临床药学取得了长足发展,临床药师通过参与查房、制订治疗方案、病例讨论和不良反应监测等医疗活动,积累了较为丰富的药学监护经验,已逐渐成为临床治疗团队中不可或缺的一员。然而,如何将现有的药学监护经验进行规范化,成为当前临床药学发展的关键和难点。总结药学监护经验,按照临床药学专科特点提出一套标准的监护路径,对于促进临床药学监护规范化发展具有重要价值。为此,我们组织了多家临床药师规范化培训基地的具有丰富实践经验的临床药师和医师,共同策划和编写了"常见疾病临床药学监护案例分析丛书"。该丛书通过对各临床药学专科常见疾病的经典案例的分析,归纳药学监护要点和常见用药错误,并依据最新的临床监护路径,形成针对各疾病治疗特点的标准药学监护路径。希望该丛书能为药学监护的规范化和标准化点燃星星之火,为我国临床药学的发展贡献绵薄之力。

由于丛书编写思想和体例力求新颖,此方面的写作经验较少,且参编单位多,难免存在不足之处。例如,各药学监护路径仅是各位编者依据临床药学实践和临床诊疗路径的工作路径总结,可能还存在不够全面的地方,敬请各位同仁和读者在使用的过程中不吝指正,以便今后加以改进和不断完善。

2018 年 3 月于上海

前　言

随着经济的发展,人们的生活方式的巨大改变,人口老龄化程度的逐渐加深,内分泌相关疾病的患病率日渐升高,严重影响着国民的健康和社会的发展。在内分泌疾病的治疗中,药物具有非常重要的地位,内分泌疾病相关药物的研发蓬勃发展,新药相继上市,可供选择的药物治疗方案也日益增多。规范有效的临床药学监护能够发挥治疗药物的最大疗效,降低其毒副作用,保障治疗的安全性、有效性和经济性。

近年来我国临床药学得到大力发展,临床药师的培训也如火如荼地开展着。内分泌专科是最早开展培训工作的专科之一,培养了一大批理论知识扎实、临床技能出色的内分泌专科临床药师,他们始终在临床一线直接参与药物治疗工作,包括查房、制订治疗方案、进行病例讨论和不良反应监测等医疗活动,积累了丰富的临床药学监护经验,逐渐成为受到临床医师和患者欢迎的治疗团队成员。然而,目前内分泌疾病治疗的药学监护中,尚缺乏一套标准的药学监护路径,不利于内分泌专科临床药师的规范性培养和内分泌专科临床药学的进一步发展。为此,我们在丛书专家指导委员会的指导下,组织内分泌专科的资深临床药师和医师,共同编写了《常见疾病临床药学监护案例分析——内分泌疾病分册》。本书通过对各种常见内分泌疾病的典型案例进行分析,归纳药学监护要点和常见用药错误,最后依据最新的临床监护路径,形成符合各种内分泌疾病治疗特点的标准药学监护路径。本书可供内分泌专科临床药师在日常药学工作中参考与查阅,帮助本专科临床药师建立规范的工作方法;也可以作为高等院校临床药学专业和药学专业学生的参考书。

由于本书的编写思想和编排体例力求新颖,内分泌疾病涉及的范围比较广泛,限于编者的水平和经验,书中难免存在不足之处,敬请各位同仁和读者在使用的过程中不吝指正,以便本书的进一步改进和完善。

范国荣　彭永德

2017 年 11 月

目 录

第一章

绪　论

随着医疗卫生事业的不断发展，人民生活水平的不断提高，大众对身体健康越来越重视，合理用药已成为全球关注的问题。随着我国临床药师制度的逐渐完善与落实，越来越多的临床药师走向临床，为临床药物治疗工作提供相应的药学技术服务，在促进药物合理使用方面发挥了重要的作用。

随着社会经济的可持续发展、人口平均寿命的延长、健康水平的提高和现代生活方式的改变，人类的疾病谱发生了明显的变化，如与饮食习惯及体力活动减少密切相关的肥胖症、血脂异常、糖尿病及痛风等疾病的发病率均有逐年上升的趋势。因此，合理有效地提高内分泌代谢系统疾病的诊治和预防水平，以及提高药师对于该类疾病的药学监护水平，对于人类健康及生活质量的提高尤为重要。由于医学诊疗技术发展迅速，每个临床医务工作者均面临着如何紧跟医学发展，不断提高自己专业水平的问题。

第一节　内分泌疾病概况

机体为了维持正常的物质与能量代谢、生长与发育、生殖、思维及运动等功能,必须在神经-内分泌-免疫调节网络的严格调控下,适应不断变化的外界环境,维持机体内环境的相对稳定,并且要抵御来自机体内外的各种致病因素的侵袭,从而保持机体的身心健康状态。人体的内分泌系统是神经-内分泌-免疫调节网络中三大调控体系之一,可以通过分泌经典激素、生长因子、细胞因子和神经递质等重要因子来进行体内细胞间信息的传递,实现其复杂的生物学功能,从而保障机体维持正常生长、发育等各种功能。

内分泌系统由经典内分泌腺、弥散性神经-内分泌系统和具有合成与分泌激素能力的其他细胞和组织等组成。经典内分泌腺包括下丘脑、甲状腺、甲状旁腺、肾上腺、性腺、垂体和松果体等。弥散性神经-内分泌系统弥散在许多器官及内分泌腺体内,能够从细胞外摄取胺的前体,通过细胞内氨基脱羧酶的作用,使胺的前体转化成相应的胺和多肽激素,如甲状腺滤泡旁细胞、胰岛细胞、肾上腺嗜铬细胞等。其他具有合成与分泌激素能力的细胞和组织包括脂肪组织、胰岛组织、心房肌组织、T淋巴细胞、肝内库普弗(Kupffer)细胞、皮肤和血管的成纤维细胞等。

内分泌疾病可由先天性基因缺陷、基因突变、自身免疫性反应、感染和应激等因素引起。其主要包括多种原因引起的内分泌腺体或组织细胞发生病变导致的激素合成、分泌过多,从而使内分泌功能亢进;或是各种原因引起内分泌腺体和组织的破坏,导致的激素分泌障碍或不足,从而使内分泌功能减退;或是先天发育异常导致内分泌功能的异常等。

本书涉及的内分泌疾病以临床上最常见疾病为主,包括糖尿病、甲状腺功能亢进症、甲状腺功能减退症、骨质疏松症、痛风和高尿酸血症、甲状腺炎。

第二节　内分泌疾病的药物治疗学

药物治疗学是主要研究药物预防、治疗疾病的理论和方法的一门科学,是临床药师参与临床药物治疗活动和实施药学服务的理论基础。药物治疗学应用基础医学、临床医学与药学的基本理论和知识,结合患者的临床资料,在准确诊断的基础上,研究临床药物治疗实践中合理选用药物进行治疗的策略,以指导临床医师和药师制订个体化药物治疗方案,获得最佳疗效和最低治疗风险。内分泌疾病的药物治疗学侧重介绍内分泌系统常见病的临床特点、诊断标准及合理治疗方案,各代表药物的用法、用量和注意事项等。

激素及其作用是内分泌疾病学研究的核心。激素及其作用有以下特点。

(1) 激素作用的特异性:激素的作用具有较高的组织特异性和效应特异性,即某些激素能与某些器官和细胞(靶器官和靶细胞)的细胞膜表面或细胞质内存在的激素受体特异性结合,经过细胞内复杂的反应而产生一定的生理效应。

(2) 激素作用的高效性:一般情况下,激素在血液中的含量仅为 nmol/L~pmol/L 水平即可产生明显的生物学作用。

(3) 激素的信息传递作用:激素以传递化学信号的方式将某种信息传递给靶细胞,从而兴奋或抑制其代谢过程和功能活动。在此过程中,它既不产生新的功能,也不为功能活动提供能量,只是作为细胞间的信息传递者,起信使作用,在完成信息传递之后即分解失活。

(4) 激素的相互作用:当多种激素共同参与某一生理活动的调节时,它们之间的相互关系主要表现在以下几方面。① 协同作用:如生长激素与肾上腺素,虽作用于代谢的不同环节,但都有升高血糖的作用;② 拮抗作用:如胰岛素能降低血糖,而肾上腺素则升高血糖;③ 允许作用:某些激素本身不能对某器官和细胞直接发生作用,但它的存在却是另一种激素产生生物效应的必要前提,这种现象称为允许作用,如糖皮质激素本身不能引起血管平滑肌收缩,但只有它存在时去甲肾上腺素才能发挥收缩血管的作用。

反馈是激素调节的重要方式之一,激素分泌受到各种形式反馈调节的精细调控,神经系统和体液代谢物广泛参与其中,因此在分析判断内分泌疾病时需要了解各激素轴的反馈调节方式,从而帮助我们获取病变发生部位等信息。

完整的内分泌疾病的诊断应包括定性诊断、定位诊断和病因诊断,正确诊断必须依靠完整的病史、细致的查体、正确的实验室激素或代谢物测定和必要的影像学检查。

第三节 内分泌代谢疾病的药学监护

在临床实践中,常见的内分泌疾病如糖尿病、甲状腺功能减退症、骨质疏松症等都是慢性疾病,需要坚持长期的药物治疗。药物治疗是内分泌疾病临床治疗中应用最广泛的基本手段。对于患者的疾病要取得良好的治疗效果,需要针对特定疾病的病因,结合患者的病理生理特点、心理和遗传特征,制订和实施合理的个体化药物治疗方案。因此,对于治疗方案的监护显得尤为重要,没有合理的药物治疗方案,就不可能有好的治疗结果。对于这些疾病的药学监护需要从以下几个方面进行。

首先,药物治疗方案的监护强调治疗的全面性,就是需要评估患者的所有需要治疗的疾病是否都给予了药物治疗,如糖尿病患者的治疗应该秉承综合治疗的理念,不仅关注降糖,也要关注血压、血脂、体重控制和抗血小板治疗;药物治疗方案的监护强调治疗的个体化,就是对处于不同病理生理状态的患者选择最适宜的药物,选择最适宜的药物剂量,如对于肾功能不全的患者,在某些同类药物中部分药物应该避免使用,部分药物需要减少剂量或减少给药频次来避免药物的蓄积引起的不良反应。

其次,患者依从性是保证药物疗效和用药安全的基础,适宜的治疗方案需要有规范的执行过程,才可能达到良好的治疗效果。因此,药师对于患者药物治疗方案的执行情况需要进行监护。药师可以通过加强用药教育来增加患者对于疾病的药物治疗的认识,避免不依从用药带来的药物治疗风险。也可以开展药物咨询门诊或通过慢病随访的形式来评估患者治疗方案的执行情况,对于执行过程中产生的药物相关问题进行有效干预,提高患者用药依从性。例如,糖尿病目前是需要终身服药的疾病,少数患者因为平时没有明显的高血糖症状,放松了药物治疗,方案的执行比较随意,经常出现漏服药物的情况,或者由于患者自身对于疾病的认识不足,听信一些不科学的药物相关传言,不坚持服用医师开具的合适的药物,最终导致疾病的进展。

最后,内分泌疾病的药学监护必须关注药物不良反应的监护。几乎所有的药物都可能出现不良反应,特别是在长期使用某种药物、用药剂量较大或合并用药种类较多时,如果出现严重的不良反应可能影响药物治疗方案的顺利实施。因此,患者接受药物治疗时,医药团队必须根据患者的药物治疗方案和特定种类药物的不良反应特点,适时地对患者的临床症状、体征和相关实验室检查进行评估,以便及时发现、及早干预,避免或减少严重的药源性疾病的发生。例如,抗甲状腺药物使用过程中,要加强用药教育,使每一位患者清楚地了解哪些症状的出现提示可能发生了粒细胞减少或药物性肝炎,使他们明白一旦出现这样的症状就需要及时就医,不可延误。

石卫峰

第二章

糖尿病

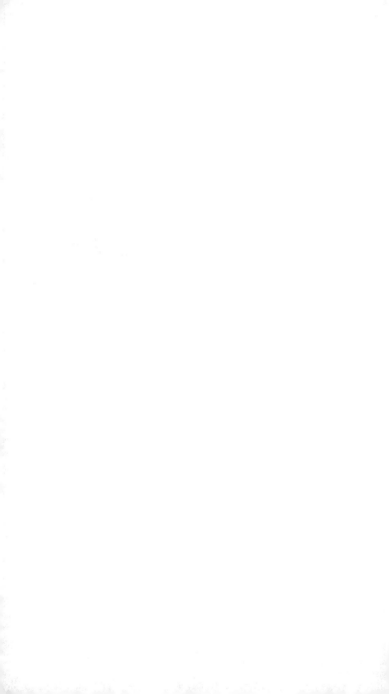

第一节 疾病基础知识

【病因和发病机制】

糖尿病(diabetes mellitus, DM)是一组由多病因引起的以慢性高血糖为特征的代谢性疾病,是由于胰岛素分泌和(或)作用缺陷所引起的。长期碳水化合物、脂肪及蛋白质代谢紊乱可引起多系统损害,导致眼、肾、神经、心脏、血管等组织器官的慢性进行性病变、功能减退及衰竭;病情严重或应激时可发生急性严重代谢紊乱,如糖尿病酮症酸中毒、高血糖高渗状态。

1. 病因 糖尿病的病因至今未完全阐明,总体来说,遗传因素及环境因素共同参与其发病。1 型糖尿病的遗传易感性涉及多个基因,包括 *HLA* 基因和非 *HLA* 基因。已知位于 6 号染色体短臂的 *HLA* 基因为主效基因,其他为次效基因。参与 1 型糖尿病发病的环境因素包括病毒感染、化学毒物和饮食因素。参与 2 型糖尿病发病的遗传基因很多,分别影响糖代谢过程中的某个环节,每个基因参与发病的程度不等,多基因异常的总效应形成遗传易感性,遗传因素主要影响胰岛 B 细胞(胰岛 β 细胞)功能。参与 2 型糖尿病发病的环境因素包括年龄增长、现代生活方式、营养过剩、体力活动不足、子宫内环境及应激、化学毒物等。

2. 发病机制 胰岛素由胰岛 β 细胞合成和分泌,经血液循环到达体内各组织器官的靶细胞,与特异性受体结合引发细胞内物质代谢效应,该过程中任何一个环节发生异常均可导致糖尿病。对于大部分的 1 型糖尿病,某些外界因素(如病毒感染、化学毒物和饮食等)作用于有遗传易感性的个体,激活 T 淋巴细胞介导的一系列自身免疫反应,引起选择性胰岛 β 细胞破坏和功能衰竭,体内胰岛素分泌不足进行性加重,最终导致 1 型糖尿病。胰岛 β 细胞功能缺陷导致不同程度的胰岛素缺乏和组织(特别是骨骼肌和肝脏)的胰岛素抵抗是 2 型糖尿病发病的两个主要环节。胰岛素抵抗被认为是多数 2 型糖尿病发病的始发因素,胰岛素抵抗的发生机制尚未阐明,目前主要有脂质超载和炎症两种观点。胰岛 β 细胞功能缺陷在 2 型糖尿病的发病中起到关键作用,糖脂毒性、氧化应激、内质网应激等可能是胰岛 β 细胞功能缺陷的始动因素。内质网应激、胰岛炎症、终末糖基化产物形成、胰岛脂肪及淀粉样物质沉积、胰岛 β 细胞低分化和过度凋亡等使胰岛 β 细胞的结构和功能进一步恶化。另外,胰岛 A 细胞(又称胰岛 α 细胞)功能异常和胰高血糖素样肽-1(glucagon-like peptide - 1, GLP - 1)分泌异常也可能是 2 型糖尿病发病机制之一。

【诊断要点】

1. 临床表现 糖尿病的临床表现常被描述为"三多一少",即多尿、多饮、多食和体重减轻。可有皮肤瘙痒,尤其外阴瘙痒症状。血糖升高较快时可致视物模糊。许多患者无任何症状,仅于体检或因其他疾病就诊化验时发现高血糖。

2. 实验室检查及其他辅助检查

(1)糖代谢异常严重程度或控制程度的检查:尿糖测定、血糖测定和口服葡萄糖耐量试验(OGTT)、糖化血红蛋白(HbA1c)和糖化白蛋白测定。

(2)胰岛 β 细胞功能检查:胰岛素释放试验、连接肽(C - peptide,简称 C 肽)释放试验等。

(3)并发症检查:急性严重代谢紊乱时的酮体、电解质、酸碱平衡检查,心、肝、肾、脑、眼、口腔及神经系统的各项辅助检查等。

(4)有关病因和发病机制的检查:谷氨酸脱羧酶抗体(GADA)、胰岛细胞抗体(ICA)、胰岛素自身抗体(IAA)及酪氨酸磷酸酶抗体(IA-2A)的联合检测;胰岛素敏感性检查;基因分析等。

3. **诊断标准** 目前国际上通用世界卫生组织(WHO)糖尿病专家委员会提出的诊断标准(1999 年),要点如下。

(1) 糖尿病诊断是基于空腹血糖(FPG)、任意时间或 OGTT 中 2 h 血糖值(2 h PG)。空腹指至少 8 h 内无任何热量摄入。任意时间指某日内任何时间,无论上一次进餐时间及食物摄入量。糖尿病症状包括多尿、烦渴、多饮和难以解释的体重减轻。糖尿病的诊断标准为糖尿病症状加任意时间血浆葡萄糖≥11.1 mmol/L,或 FPG≥7.0 mmol/L,或 OGTT 中 2 h PG≥11.1 mmol/L(无典型糖尿病症状者,需另日重复测定血糖明确诊断)。

(2) 糖尿病的临床诊断推荐采用葡萄糖氧化酶法测定静脉血浆葡萄糖。

(3) 对于无糖尿病症状、仅一次血糖值达到糖尿病诊断标准者,必须在另一天复查核实而确定诊断;如复查结果未达到糖尿病诊断标准,应定期复查。严重疾病或应激情况下,可发生应激性高血糖,不能据此时血糖诊断为糖尿病,必须在应激消除后复查才能明确其糖代谢状况。

(4) 儿童糖尿病诊断标准与成人相同。

(5) 妊娠糖尿病(gestational diabetes mellitus,GDM)的诊断标准:达到或超过下列至少一项指标,FPG≥5.1 mmol/L,1 h PG≥10.0 mmol/L 和(或)2 h PG≥8.5 mmol/L。

【治疗】

1. **治疗原则** 糖尿病的管理需要遵循早期和长期、积极而理性、综合治疗和全面达标、治疗措施个体化等原则。糖尿病治疗的近期目标是通过控制高血糖和相关代谢紊乱以消除糖尿病症状和防止出现急性严重代谢紊乱;远期目标是延缓并发症的发生,维持良好健康和学习、劳动能力,保障儿童生长发育,延长寿命,降低病死率,而且要提高患者的生活质量。

2. 治疗方法

（1）健康教育：是重要的基础治疗措施之一，包括糖尿病防治专业人员的培训，医务人员的继续医学教育，患者及其家属和公众的卫生保健教育。糖尿病患者应接受全面的糖尿病教育，充分认识糖尿病并掌握自我管理的技能。

（2）医学营养治疗：总原则是确定合理的总能量摄入，合理并均衡地分配各种营养物质，恢复并维持理想体重。主要目标是纠正代谢紊乱，减少心血管疾病（cardiovascular disease，CVD）的危险因素、提供最佳营养以改善患者健康状态，减缓胰岛 β 细胞功能障碍的进展。

（3）运动治疗：在糖尿病管理中占重要地位，运动可以增加胰岛素敏感性，有助于控制血糖和体重。根据年龄、性别、体力、病情、有无并发症以及既往运动情况等，在医师指导下进行有规律的合适运动，循序渐进，并长期坚持。

（4）病情监测：包括血糖监测、其他 CVD 危险因素和并发症的监测。

（5）药物治疗：高血糖的治疗药物包括口服降糖药、胰岛素和 GLP-1 受体激动剂。

口服降糖药主要有磺酰脲类（sulfonylureas，SU）、格列奈类、双胍类、α-葡糖苷酶抑制剂、噻唑烷二酮类（thiazolidinediones，TZDs）、二肽基肽酶-4 抑制剂（DPP-4 抑制剂）和钠-葡萄糖协同转运蛋白 2（SGLT-2）抑制剂。2 型糖尿病是进展性疾病，在临床上多数患者需要口服多种降糖药联合治疗。

胰岛素是控制高血糖的重要的有效手段。按照来源和化学结构不同，可分为动物胰岛素、人胰岛素和胰岛素类似物。按作用起效快慢和维持时间，胰岛素可分为短（速）效、中效和长效及预混胰岛素。胰岛素治疗应在综合治疗的基础上进行，胰岛素治疗方案应力求模拟生理性胰岛素分泌模式，胰岛素剂量取决于血糖水平、胰岛 β 细胞功能缺陷程度、胰岛素抵抗程度、饮食和运动状况等，一般从小剂量开始,根据血糖水平逐渐调整。

　　GLP－1受体激动剂具有多重作用机制,目前国内上市的品种有利拉鲁肽和艾塞那肽,这一类药物的最显著优点是不但可以有效控制血糖,同时可以帮助减重。GLP－1受体激动药主要适用于应用二甲双胍或者其他降糖药物不能有效控制血糖的2型糖尿病患者。

第二节　经典案例

案例一

（一）案例回顾

患者,男性,60岁,身高164 cm,体重77 kg,体重指数28.63 kg/m^2。

【主诉】

口干、多饮、多尿15年。

【现病史】

患者15年前出现口干、多饮、多尿症状,测随机血糖: 27.0 mmol/L,诊断为2型糖尿病。患者先后予"二甲双胍、消渴丸、格列本脲、格列美脲"等口服药物降糖治疗。3年前患者因血糖控制不佳改为"精蛋白生物合成人胰岛素注射液,早20 U、晚16 U i.h.",血糖控制尚可,但出现心悸、出汗等低血糖症状,发作频繁(每周2~3次),多发生在下次进餐前及运动后。2年前患者改用"门冬胰岛素30注射液,早18 U、晚14 U i.h.",空腹血糖控制在4.8~6.0 mmol/L,餐后血糖控制在8.2~12.5 mmol/L。近4个月患者体重增加7 kg,伴乏力、便秘、记忆力减退等症状,为进一步治疗收住院。患者精神状态良好,体力无异常,食欲、睡眠尚可,近期体重增加,大便次数明显减少,排尿无异常。

【既往史】

30年前患"偏头痛"。7年前患"原发性高血压",最高血压175/106 mmHg,未口服降压药。1年前患"腔隙性脑梗死"。否认肝炎、结核、疟疾等传染病史;否认心脏病病史;否认手术、外伤史;

否认输血史;预防接种史不详。

【社会史、家族史、过敏史】

无吸烟饮酒史。父亲于 15 年前死于"脑出血",母亲于 40 年前死于"食管癌"。家族中无传染病及遗传病史。否认药物、食物过敏史。

【体格检查】

T 36.7℃,P 88 次/分,R 18 次/分,BP 150/85 mmHg。神志清楚,精神尚可,体型偏胖。双肺呼吸音清,未闻及干湿啰音。心前区无隆起,律齐。双下肢无水肿。

【实验室检查及其他辅助检查】

1. 实验室检查

(1)血常规:WBC 5.09×10^9/L,NEUT% 65.4%,RBC 4.2×10^{12}/L,Hb 138 g/L,PLT 126×10^9/L。

(2)血生化:ALT 12.6 U/L,AST 10.1 U/L,GLU 6.17 mmol/L,BUN 4.45 mmol/L,Cr 70.7 μmol/L[eGFR 110.8 mL/(min · 1.73 m²)],UA 250.3 μmol/L,TC 3.70 mmol/L,TG 1.35 mmol/L,HDL - C 1.00 mmol/L,LDL-C 2.72 mmol/L,电解质正常。

(3)血糖相关:正常餐试验结果示 GLU(空腹)6.17 mmol/L,GLU(餐后 1 h)7.37 mmol/L,GLU(餐后 2 h)5.63 mmol/L;INS(空腹)14.63 mU/L,INS(餐后 1 h)65.99 mU/L,INS(餐后 2 h)36.04 mU/L;C 肽(空腹)2.02 ng/mL,C 肽(餐后 1 h)5.1 ng/mL,C 肽(餐后 2 h)3.89 ng/mL;HbA1c 5.6%;GA 12.82%。

(4)尿生化:UMA 60.18 μg/mL(↑),UCR 6.3 mmol/L,UACR 66.80 μg/mg(↑)。

2. 其他辅助检查

(1)颈动脉超声:颈动脉粥样硬化。

(2)心脏超声:左心室舒张功能轻度减低,室间隔增厚,不除外肥厚型心肌病。

(3)四肢多普勒超声:双下肢动脉血流正常。

【诊断】

（1）2 型糖尿病，糖尿病肾病。

（2）脑梗死。

（3）原发性高血压 2 级（极高危）。

【用药记录】

1. 降糖治疗　门冬胰岛素 30 注射液早 18 U、晚 14 U i.h.（d1－4）*，早 16 U、晚 12 U i.h.（d5－6），早 14 U、晚 10 U i.h.（d7）；盐酸二甲双胍片 500 mg p.o. t.i.d.（d1－11）；利拉鲁肽注射液 0.6 mg i.h. q.d.（d5－7），1.2 mg i.h. q.d.（d8－11）；格列美脲片 3 mg p.o. q.d.（d7－8），2 mg p.o. q.d.（d9－10），1 mg p.o. q.d.（d11）*。

2. 降压治疗　厄贝沙坦片 150 mg p.o. q.d.（d1－11）。

3. 降脂治疗　瑞舒伐他汀钙片 10 mg p.o. q.n.（d1－11）。

4. 抗血小板治疗　阿司匹林肠溶片 0.1 g p.o. q.d.（d1－11）。

【药师记录】

入院第 1 天：予门冬胰岛素 30 注射液原降糖方案联合二甲双胍降糖治疗；患者入院时血压升高，予厄贝沙坦降压治疗；结合患者有"脑梗死"、糖尿病及高血压病史，予瑞舒伐他汀钙片降脂及阿司匹林肠溶片抗血小板治疗。

入院第 5 天：患者查胰岛功能尚可，结合患者入院前频发低血糖、体重超重，予利拉鲁肽联合降糖治疗。

入院第 7 天：停用胰岛素，改为格列美脲联合二甲双胍及利拉鲁肽降糖治疗。

入院第 11 天：患者病情稳定，血糖及血压控制达标，予以出院。

出院带药：利拉鲁肽注射液 1.2 mg i.h. q.d.，格列美脲片 1 mg p.o. q.d.，二甲双胍片 500 mg p.o. t.i.d.；瑞舒伐他汀钙片 10 mg p.o.

---

* dn：表示第 n 天；dn_1-n_2：表示第 n_1～n_2 天。

q.n.;阿司匹林肠溶片 0.1 g p.o. q.d.;厄贝沙坦片 150 mg p.o. q.d.。

（二）案例分析

【降糖治疗】

患者 2 型糖尿病病史 15 年,入院前予门冬胰岛素 30 注射液降糖治疗,但近 4 个月患者体重增加明显,考虑患者体型肥胖,胰岛素降糖治疗有增加体重的副作用,加用二甲双胍可减轻胰岛素引起的体重增加,减少胰岛素用量。结合患者胰岛功能尚可,体型肥胖的状况,予利拉鲁肽降糖治疗,同时停用胰岛素,改为格列美脲降糖治疗。患者降糖方案更改合理,减少低血糖发生的同时,可以控制患者的体重,更好地控制血糖。

【降压治疗】

患者高血压合并糖尿病肾病。

临床药师观点:患者入院时血压 150/85 mmHg。首先应选用血管紧张素转化酶抑制剂(ACEI)或血管紧张素受体阻滞剂(ARB类)药物,同时患者为糖尿病肾病Ⅲ期,厄贝沙坦为合理选择,可以在降压的同时保护肾脏功能,减少尿蛋白。

【降脂、抗血小板治疗】

患者年龄大于 55 岁,有高血压、肥胖、微量白蛋白尿、脑梗死病史及颈动脉粥样硬化斑块等危险因素,因此该患者心血管危险度评估属于极高危人群。

临床药师观点:对于该患者不论基线低密度脂蛋白胆固醇(LDL-C)水平如何,应立即选用他汀类调脂药,使 LDL-C<1.8 mmol/L,同时给予阿司匹林抗血小板治疗。所以患者入院后立即选用强效他汀类药物瑞舒伐他汀钙 10 mg 及阿司匹林 0.1 g 治疗合理。

（三）药学监护要点

（1）注意监测血糖及血压的变化情况,患者血糖控制目标为空腹血糖 4.4~7 mmol/L,非空腹血糖≤10 mmol/L,同时应避免发生低血糖(血糖低于 3.9 mmol/L);患者血压控制目标≤140/80 mmHg。

低血糖处理：嘱患者自备糖块或饼干，若出现心慌、手抖、出汗、饥饿不适等症状时，及时监测血糖，自行补充缓解症状。

（2）二甲双胍治疗期间应关注患者肾功能的变化情况；阿司匹林治疗期间定期复查粪便常规及隐血试验；瑞舒伐他汀钙片在使用时应定期监测肝功能变化情况。

（3）关注患者用药后是否有胃肠道不适如消化不良、便秘、黑便、失眠、头痛、头晕、肌痛、肌无力等症状。

（4）厄贝沙坦和阿司匹林应每日晨起时口服，格列美脲予早餐前 30 min 口服，二甲双胍在三餐后各口服 1 片，睡前口服瑞舒伐他汀钙片，利拉鲁肽注射液每日同一时间皮下注射。

案例二

（一）案例回顾

患者，男性，56 岁，身高 160 cm，体重 65 kg，体重指数 25.39 kg/m²。

【主诉】

发现血糖升高 3 年，左足破溃 10 d。

【现病史】

患者，3 年前发现血糖升高，予"格列美脲 2 mg p.o. q.d.，二甲双胍 0.5 g p.o. t.i.d."，后患者自行停药，平时饮食运动控制，血糖未监测。10 d 前患者运动后发现左足皮肤破损，伴红肿疼痛，后逐渐加重，在社区医院就诊，予抗炎及中药治疗 6 d 后红肿消退，但仍有脓液流出，至我院门诊就诊，为进一步诊治，门诊拟"糖尿病、糖尿病足伴感染"收住我科。病程中患者神清，偶有咳嗽，视物模糊，无四肢麻木及针刺样疼痛，无头昏、头痛，无心慌、胸闷，无恶心、呕吐，无腹痛、腹泻，小便正常，饮食睡眠可。

【既往史】

否认既往冠心病、高血压等病史，否认手术、外伤和输血史，否认肝炎、结核等传染病史，预防接种史随当地人群。

【社会史、家族史、过敏史】

无吸烟饮酒史。家族中无传染病及遗传病史。否认药物、食物过敏史。

【体格检查】

T 36.2℃,P 72 次/分,R 16 次/分,BP 130/70 mmHg。患者发育正常,营养中等,体型偏胖,神志清楚,精神尚可,双侧甲状腺未及肿大。两肺呼吸音粗,未闻及干湿啰音。心率 72 次/分,律齐。左足背可见皮肤破损及渗出,周围红肿明显,皮温较高,双下肢活动自如,双下肢不肿,肌力肌张力正常。足背动脉搏动存在。

【实验室检查及其他辅助检查】

1. 实验室检查

(1) 血常规:WBC $6.54×10^9$/L,NEUT% 61.5%,RBC $4.48×10^{12}$/L,Hb 136 g/L,PLT $218×10^9$/L。

(2) 尿常规:GLU(++),WBC 25.00/μL,WBC(+)。

(3) 血生化检查:ALT 25 U/L,AST 15 U/L,GLU 10.27 mmol/L(↑),BUN 4.83 mmol/L,Cr 89.4 μmol/L[eGFR 84.0 mL/(min·1.73 m^2)],UA 298 μmol/L,TC 3.95 mmol/L,TG 1.70 mmol/L,HDL-C 1.25 mmol/L,LDL-C 1.57 mmol/L,电解质正常。

(4) 血糖相关:HbA1c 10.80%(↑);C 肽(空腹)2.51 ng/mL,C 肽(120 min)4.74 ng/mL。

(5) 尿生化:UMA 32.40 μg/mL(↑)。

(6) 足背分泌物培养:金黄色葡萄球菌。S:喹奴普汀-达福普汀≤0.25 μg/mL,利福平≤0.5 μg/mL,左氧氟沙星 0.25 μg/mL,莫西沙星≤0.25 μg/mL,利奈唑胺 2 μg/mL,复方新诺明≤10 μg/mL,苯唑西林 0.5 μg/mL,替加环素≤0.12 μg/mL,庆大霉素≤0.5 μg/mL,四环素≤1 μg/mL,环丙沙星≤0.5 μg/mL,万古霉素 1 μg/mL;R:青霉素≥0.5 μg/mL,红霉素≥8 μg/mL,克林霉素。

2. 其他辅助检查

(1) 左足背超声:左侧足背患者自述包块处皮下软组织内低

回声区,有脓肿形成可能。

(2)颈动脉超声:左侧颈总动脉分叉处粥样硬化斑块。

(3)双下肢动脉超声:左侧下肢股总动脉粥样硬化斑块。

(4)腹部超声:脂肪肝。

(5)四肢多普勒和神经传导检查:右足感觉正常,左足轻度感觉减退,双下肢动脉血流正常。

【诊断】

(1)2型糖尿病,合并糖尿病足伴感染、糖尿病视网膜病变Ⅳ期(双眼糖尿病性黄斑水肿)、糖尿病周围神经病变。

(2)外周动脉粥样硬化症。

(3)脂肪肝。

【用药记录】

1. 降糖治疗 胰岛素泵持续皮下注射(门冬胰岛素)(d1-12);阿卡波糖片 50 mg p.o. t.i.d.(d7-12)。

2. 抗感染治疗 注射用哌拉西林钠舒巴坦钠 3 g+0.9%氯化钠注射液 100 mL iv.gtt q8h.(d1-10);阿莫西林克拉维酸钾片 0.75 g p.o. b.i.d.(d11-12)。

3. 营养神经治疗 甲钴胺注射液 500 μg iv.gtt q.d.(d3-11);依帕司他片 50 mg p.o. t.i.d.(d5-12);硫辛酸注射液 600 mg+0.9%氯化钠注射液 250 mL iv.gtt q.d.(d6-11)。

4. 改善微循环 羟苯磺酸钙片 0.25 g p.o. t.i.d.(d4-12)。

【药师记录】

入院第 1 天:予胰岛素泵持续皮下注射(门冬胰岛素)降糖治疗;患者左足背可见皮肤破损及渗出,周围红肿明显,皮温较高,予哌拉西林钠舒巴坦钠抗感染治疗。

入院第 3 天:患者左足皮肤破溃,有脓液喷出,左足趾偶有麻木感,予甲钴胺注射液营养神经。

入院第 4 天:患者眼睛视物模糊,予羟苯磺酸钙片改善微循环。

入院第 5 天:患者左足明显消肿,按压破溃口还有少许脓液流出,自诉左足趾半夜偶有轻微麻木感,予依帕司他改善糖代谢。

入院第6天:患者左足背红肿已明显消退,左足背破溃口按压出少许红色液体,已无明显脓液,自诉昨日夜里左足趾麻木感觉明显,加用硫辛酸营养神经。

入院第7天:患者左足背红肿基本消退,按压无液体流出。三餐加用阿卡波糖降糖治疗。

入院第11天:患者左足背红肿基本消退,皮温正常,破溃口已结痂,按压无波动感,左足无疼痛,仍偶有左足趾麻木,停用注射用哌拉西林钠舒巴坦钠、甲钴胺、硫辛酸。改为阿莫西林克拉维酸钾口服抗感染治疗。

入院第12天:患者血糖控制平稳,左足感染好转,今日出院。

出院带药:胰岛素泵(门冬胰岛素)持续皮下注射,基础量:0~3时0.8 U/h、3~17时1.4 U/h、17~24时0.8 U/h;餐前量:早4 U、中5 U、晚4 U;总量:40.6 U。阿卡波糖50 mg p.o. t.id.;甲钴胺0.5 mg p.o. t.id.;依帕司他50 mg p.o. t.id.;羟苯磺酸钙胶囊0.25 g p.o. t.id.;阿莫西林克拉维酸钾分散片0.75 g p.o. q12h.。

(二)案例分析

【降糖治疗】

患者糖尿病病史3年,入院前10 d出现左足破溃,予外院治疗后仍有脓液流出,处于感染应激状态。

临床药师观点:入院后予胰岛素强化降糖治疗合理,血糖控制是治疗糖尿病足感染的基础。患者胰岛功能尚可,出院时继续予胰岛素泵强化降糖治疗,可以更好地控制血糖,恢复胰岛功能,同时控制足部感染。

【抗感染治疗】

患者2型糖尿病,合并糖尿病足伴感染。

临床药师观点:患者入院后予哌拉西林钠舒巴坦钠抗感染治疗,哌拉西林属青霉素类广谱抗生素,舒巴坦为β-内酰胺酶抑制剂,两者联合具有明显的协同作用,对革兰氏阴性菌、革兰氏阳性菌、厌氧菌均有杀菌作用。该药可以覆盖患者可能感染的病原菌，用法用量合理，疗程为7~14 d。患者足背分泌物培养结果提示金黄色葡萄球菌感染，且对青霉素、红霉素及克拉霉素耐药，结合患者抗感染治疗后症状缓解，继续予哌拉西林钠舒巴坦钠抗感染治疗，出院后改为阿莫西林克拉维酸钾口服抗感染治疗合理。

【营养神经治疗】

患者患有糖尿病神经病变。

<u>临床药师观点</u>：予患者甲钴胺、硫辛酸及依帕司他治疗糖尿病神经病变，三种药物作用机制不同，联合应用合理。

【改善微循环】

糖尿病微血管病变，可引起视网膜病变、肾病、心肌损伤等。

<u>临床药师观点</u>：给予患者羟苯磺酸钙治疗视网膜病变，药物选择及用法用量合理。

（三）药学监护要点

（1）注意监测血糖的变化情况，患者血糖控制目标为空腹血糖4.4~7 mmol/L，非空腹血糖≤10 mmol/L，同时应避免发生低血糖（低于3.9 mmol/L）。低血糖处理：嘱患者自备糖块或饼干，若出现心慌、手抖、出汗、饥饿不适等症状时，及时监测血糖，自行补充缓解症状。

（2）关注患者左足破溃的恢复情况，注意监测体温及左足皮温的变化情况，注意肝、肾功能和血常规的变化情况。

（3）关注患者静脉用药时是否有过敏反应或静脉炎的发生；口服阿卡波糖应随餐嚼服，注意是否有腹部不适，如胃肠胀气、腹泻等；阿莫西林克拉维酸钾片口服3~5 d后，观察左足感染恢复情况，可适时停药。

案例三

（一）案例回顾

患者，男性，47岁，身高155 cm，体重55 kg，体重指数22.91 kg/m²。

【主诉】

发现血糖升高 1 年余,口干、乏力 1 周。

【现病史】

患者,1 年前体检发现血糖升高,测血糖: 27 mmol/L,于内分泌科就诊,诊断为糖尿病,血糖控制良好后,出院后予阿卡波糖 50 mg p.o. t.i.d.、沙格列汀 5 mg p.o. q.d.降糖治疗,未规律监测血糖,偶测空腹血糖 9~13 mmol/L。1 周前间断出现口干、乏力症状,体重减轻约 1 kg,为进一步调整血糖入院。病程中患者神清,精神可,无四肢麻木不适,无视物模糊,无咳嗽、咳痰,无心慌、胸闷,无腹胀、腹泻。食欲减退,睡眠可,大小便正常。

有“脑梗死,高血脂”病史 10 余年,予阿司匹林 100 mg p.o. q.d.、阿托伐他汀钙 20 mg p.o. q.d.二级预防治疗。

【既往史】

既往有“原发性高血压”,未服药治疗,未监测血压。有“黄疸性肝炎”病史,否认结核等其他传染病史,否认手术、外伤及输血史,预防接种随社会。

【社会史、家族史、过敏史】

无吸烟饮酒史。否认家族传染性疾病及遗传性疾病史。否认药物、食物过敏史。

【体格检查】

T 36.0℃,P 76 次/分,R 16 次/分,BP 130/90 mmHg。发育正常,营养中等,神志清楚,精神尚可,体型偏瘦,双侧甲状腺未及肿大。双肺呼吸音粗,未闻及干湿啰音。心率 76 次/分,律齐。四肢关节活动自如,双下肢无水肿。

【实验室检查及其他辅助检查】

1. 实验室检查

(1) 血常规: WBC 6.21×10^9/L,NEUT% 59.3%,RBC 4.5×10^{12}/L,Hb 132 g/L,PLT 254×10^9/L。

(2) 生化检查(d3): ALT 893 U/L(↑),AST 31 U/L,GLU

10.48 mmol/L（↑），BUN 11.98 mmol/L（↑），Cr 326.70 μmol/L（↑）[eGFR 17.5 mL/(min · 1.73 m^2)（↓）]，UA 516 μmol/L（↑），TC 3.21 mmol/L，TG 1.11 mmol/L，HDL－C 0.97 mmol/L（↓），LDL－C 1.46 mmol/L，电解质正常；生化检查（d6）：ALT 107 U/L（↑），BUN 12.48 mmol/L（↑），Cr 330.80 μmol/L（↑）[eGFR 17.2 mL/(min · 1.73 m^2)（↓）]，UA 425 μmol/L（↑）；生化检查（d9）：ALT 32 U/L，BUN 10.83 mmol/L（↑），Cr 262.60 μmol/L（↑）[eGFR 22.9 mL/(min · 1.73 m^2)（↓）]，Cr 386 μmol/L（↑）；生化检查（d12）：BUN 8.72 mmol/L（↑），Cr 202.80 μmol/L（↑）[eGFR 31.5 mL/(min · 1.73 m^2)]；生化检查（d18）：BUN 7.48 mmol/L（↑），Cr 172.80 μmol/L（↑）[eGFR 38.4 mL/(min · 1.73 m^2)（↓）]。

（3）血糖相关：C肽（空腹）2.18 ng/mL，C肽（120 min）7.26 ng/mL；GADA 22.21 IU/mL（↑），IAA 4.90%；HbA1c 8.5%（↑）。

动态血糖监测：可见三餐后及睡前血糖偏高，监测期间未见低血糖，建议加强血糖控制。

（4）尿生化：UMA 69.90 μg/mL（↑），UCR 0.54 mg/mL，UACR 129.44 μg/mg（↑）。

2. 其他辅助检查

（1）四肢多普勒：双下肢动脉血流正常。

（2）颈动脉超声：右侧颈总动脉分叉处粥样硬化斑块。

（3）下肢动脉超声：双侧股浅动脉散在粥样硬化斑块。

【诊断】

（1）2型糖尿病。

（2）急性肝功能损害。

（3）急性肾功能损害。

（4）颈动脉粥样硬化症。

（5）下肢动脉粥样硬化症。

（6）原发性高血压。

（7）高脂血症。

（8）脑梗死。

【用药记录】

1. 降糖　胰岛素泵(门冬胰岛素)持续 i.h.(d1－8),地特胰岛素注射液 18 U i.h. q.n.,门冬胰岛素注射液早 10 U、中 4 U、晚 6 U,三餐前 i.h.(d9－11),门冬胰岛素 30 注射液早 28 U、晚 8 U 餐前 i.h.(d12－18),门冬胰岛素 30 注射液 24 U、晚 4 U 餐前 i.h.(d19)。

2. 降压　左旋氨氯地平片 2.5 mg p.o. q.d.(d12－19)。

3. 降脂　阿托伐他汀钙片 20 mg p.o. q.n.(d1－3)。

4. 抗血小板　阿司匹林肠溶片 100 mg p.o. q.d.(d1－3)。

5. 保肝　注射用还原型谷胱甘肽 1.8 g+0.9% 氯化钠注射液 250 mL iv.gtt q.d.,双环醇片 25 mg p.o. t.i.d.(d3－9)。

6. 护肾　复方 α-酮酸片 4 片 p.o. t.i.d.(d3－19),肾康注射液 60 mL+0.9% 氯化钠注射液 120 mL iv.gtt q.d.(d3－19)。

【药师记录】

入院第 1 天: 予胰岛素泵持续皮下注射降糖治疗;继续予阿托伐他汀钙降脂及阿司匹林抗血小板治疗。

入院第 3 天: 患者生化指标提示肝肾功能受损[ALT 893 U/L, Cr 326.70 μmol/L,eGFR 17.2 mL/(min·1.73 m²)],停用阿托伐他汀钙及阿司匹林。加用复方 α-酮酸片、还原型谷胱甘肽、双环醇保护肝肾功能。

入院第 6 天: 患者复查生化指标 ALT 107.00 U/L,Cr 330.80 μmol/L。患者肝酶下降明显,但是肌酐仍旧偏高,加用肾康注射液保护肾功能。

入院第 9 天: 复查肝肾功能,肝功能恢复正常,Cr 262.60 μmol/L, eGFR 22.9 mL/(min·1.73 m²)。停用双环醇及还原型谷胱甘肽。停用胰岛素泵,改为地特胰岛素 18 U i.h. q.n.,门冬胰岛素早 10 U、中 4 U、晚 6 U 三餐前 i.h.强化方案控制血糖。

入院第 12 天: 复查 Cr 202.80 μmol/L,继续予护肾治疗。降糖方案改为门冬胰岛素 30 注射液早 28 U、晚 8 U 餐前 i.h.。患者血压偏高，予左旋氨氯地平片 2.5 mg p.o. q.d.降压治疗。

入院第 18 天：复查 Cr 172.80 μmol/L，继续予护肾治疗。降糖方案调整为门冬胰岛素 30 注射液早 24 U、晚 4 U 餐前 i.h.。

入院第 19 天：患者肝功能恢复正常，血肌酐有所下降，血糖及血压控制平稳，予出院。出院后继续保肾及胰岛素降糖治疗，门诊随诊。

出院带药：门冬胰岛素 30 注射液早 24 U、晚 4 U 餐前 i.h.；左旋氨氯地平片 2.5 mg p.o. q.d.；阿司匹林肠溶片 100 mg p.o. q.d.；阿托伐他汀钙片 20 mg p.o. q.n.；复方 α-酮酸片 4 片 p.o. t.i.d.。

（二）案例分析

【降糖治疗】

患者 2 型糖尿病病史 1 年。

临床药师观点：入院前患者采用阿卡波糖联合沙格列汀控制血糖。入院时患者血糖较高，肝、肾功能受损，予胰岛素泵降糖治疗，之后根据血糖情况调整降糖方案为门冬胰岛素 30 注射液早 24 U、晚 4 U 餐前 i.h.。患者出院时血肌酐仍旧偏高，继续护肾治疗，虽然患者胰岛功能尚可，但是暂时不予口服降糖药物，待患者肾功能恢复正常可以考虑改为口服药物降糖治疗，降糖治疗合理。

【降压治疗】

患者血压偏高，入院前未使用药物降压。

临床药师观点：考虑患者肌酐偏高，选择钙通道阻滞药（CCB 类药物）左旋氨氯地平降压治疗安全合理。

【降脂、抗血小板治疗】

患者有糖尿病、高血压、高血脂、微量白蛋白尿，同时有脑梗死病史及颈动脉粥样硬化斑块等危险因素，因此该患者评估心血管危险度属于极高危人群。

临床药师观点：该患者不论基线 LDL-C 水平如何，应立即选用他汀类调脂药，使 LDL-C<1.8 mmol/L。所以患者予阿司匹林

及阿托伐他汀钙治疗,但是患者入院后查生化指标提示急性肝功能及肾功能受损,不能排除与药物使用有关,且肝肾功能受损后药物代谢受影响,因此暂时停用阿司匹林及阿托伐他汀钙。患者出院时肝功能恢复正常,继续予阿司匹林及阿托伐他汀钙治疗。

【保肝治疗】

患者急性肝功能损害。

<u>临床药师观点</u>:患者入院后 ALT 异常升高,停用口服药物,予双环醇及还原型谷胱甘肽治疗,两种药物作用机制不同,联用合理。

【护肾治疗】

患者急性肾功能损伤。

<u>临床药师观点</u>:患者入院后肌酐偏高,eGFR 提示肾功能受损,予复方 α-酮酸片治疗后效果不明显,加用肾康注射液后肌酐逐渐下降。患者出院后应继续口服保肾药物,定期复查肾功能。

(三) 药学监护要点

(1) 注意监测血糖及血压的变化情况,患者血糖控制目标为空腹血糖 4.4~7 mmol/L,非空腹血糖 ≤10 mmol/L,同时应避免发生低血糖(低于 3.9 mmol/L);患者血压控制目标 ≤130/80 mmHg。低血糖处理:嘱患者自备糖块或饼干,若出现心慌、手抖、出汗、饥饿不适等症状时,及时监测血糖,自行补充缓解症状。

(2) 注意监测患者的肝、肾功能变化情况,根据肝酶及肌酐变化情况调整药物治疗方案。

(3) 关注患者静脉用药是否出现静脉炎、过敏反应等;服用左旋氨氯地平是否有头痛、水肿等不适症状发生;患者服用阿司匹林肠溶片后是否有胃肠道不适及出血症状,注意是否出现黑便等。

案例四

(一) 案例回顾

患者,男性,40 岁,身高 170 cm,体重 58 kg,体重指数 20.0 kg/m²。

【主诉】

发现血糖升高 10 年,乏力伴恶心呕吐 1 d。

【现病史】

患者,10 年前因糖尿病酮症酸中毒(DKA)在外院就诊,诊断"1 型糖尿病",既往一直予"重组人胰岛素注射液 70/30 早 30 U、晚 20 U i.h.降糖治疗,去年在我院调整血糖后予胰岛素泵治疗,目前方案为"基础量:0~5 时 0.5 U/h、5~17 时 1.0 U/h、17~20 时 0.7 U/h、20~24 时 0.5 U/h,餐前量:早 3 U、中 2 U、晚 1 U"。患者早上无明显诱因出现乏力不适,伴有恶心呕吐,呕吐物为胃内容物,无发热,无腹痛腹泻,至我院急诊查动脉血气 pH 7.15。血常规示 WBC $15.52×10^9/L$、NEUT% 89.4%、GLU 28.1 mmol/L。尿常规示 GLU(+++)、D3HB(+++)。胸部 CT:考虑支气管炎,两侧胸膜增厚。急诊予补液治疗后复查动脉血气,提示 pH 7.19,为进一步诊治收住内分泌科。病程中患者有头晕,纳差,睡眠可,大小便无异常。

【既往史】

否认高血压、冠心病等病史,否认肝炎、结核等传染病史。否认手术、外伤及输血史。预防接种史不详。

【社会史、家族史、过敏史】

无吸烟、饮酒史。否认传染性疾病及遗传性疾病史。否认药物、食物过敏史。

【体格检查】

T 36.8℃,P 92 次/分,R 18 次/分,BP 120/80 mmHg。患者发育正常,营养中等,神志清楚,精神尚可,体型偏瘦,推入病房。双侧甲状腺未及肿大。听诊双肺呼吸音粗,未闻及干湿啰音。心率92 次/分,律齐。腹部平软,无压痛,反跳痛。双下肢未及水肿。

【实验室检查及其他辅助检查】

1. 实验室检查

(1)血气分析(d1):pH 7.27(↓)、GLU 12.60 mmol/L(↑)、

K^+ 3.70 mmol/L、Na^+ 131.00 mmol/L($\downarrow$)、LA 1.40 mmol/L。血气分析(d2):pH 7.38、Na^+ 128.00 mmol/L($\downarrow$)、K^+ 3.50 mmol/L、GLU 16.90 mmol/L($\uparrow$)、LA 2.20 mmol/L($\uparrow$)。

(2)电解质(d1):K^+ 3.65 mmol/L、Na^+ 133.90 mmol/L($\downarrow$)、Cl^- 112.00 mmol/L($\downarrow$)、AST 35.00 U/L、CK-MB 24.00 U/L($\uparrow$)、Cr 71.4 μmol/L[eGFR 117.7 mL/(min·1.73 m^2)]。电解质(d2):K^+ 3.40 mmol/L、Na^+ 133.60 mmol/L、AST 24.00 U/L、LDH 123.00 U/L、CK-MB 18.00 U/L、Cr 60.9 μmol/L[eGFR 143.2 mL/(min·1.73 m^2)]。

(3)血常规:WBC 11.51×10^9/L($\uparrow$),NEUT% 68.8%,RBC 3.66×10^{12}/L,Hb 109 g/L($\downarrow$),PLT 227×10^9/L(d2)。WBC 7.93×10^9/L,NEUT% 60.3%,RBC 3.72×10^{12}/L,Hb 115 g/L,PLT 213×10^9/L(d3)。

(4)生化检查(d3):ALT 14 U/L,AST 22 U/L,BUN 4.25 mmol/L,Cr 50.40 μmol/L,UA 291 μmol/L,TC 4.36 mmol/L,TG 1.08 mmol/L,HDL-C 1.64 mmol/L,LDL-C 1.49 mmol/L,电解质正常。

(5)血糖相关:HbA1c 10.9%($\uparrow$);C肽(空腹)<0.01 ng/mL($\downarrow$);C肽(120 min)<0.01 ng/mL($\downarrow$);GLU 13.6 mmol/L($\uparrow$)。

(6)尿生化:UMA 15.60 μg/mL,UCR 0.33 mg/mL,UACR 17.64 μg/mg。动态血糖监测:可见早中餐餐后、晚餐前、睡前、夜间血糖偏高,监测期间未见低血糖,建议加强血糖控制。

(7)血培养:培养5天无细菌生长。

2. 其他辅助检查

(1)颈动脉超声:双侧颈总动脉、颈动脉窦、颈内动脉、颈外动脉声像未见明显异常。

(2)四肢多普勒:双下肢动脉血流正常。

【诊断】

(1)1型糖尿病,糖尿病酮症酸中毒(DKA)。

(2)支气管炎。

【用药记录】

1. 降糖　胰岛素注射液 50 U+0.9% 氯化钠注射液 50 mL 微泵静脉推注(d1－2);胰岛素泵(门冬胰岛素)持续皮下注射(d3－11)。

2. 补液补钾　0.9%氯化钠注射液 500 mL iv.gtt,5%葡萄糖溶液+胰岛素注射液 6 U+氯化钾注射液 1 g iv.gtt,果糖注射液 250 mL iv.gtt(d1－2)。

3. 抑酸　注射用泮托拉唑钠 40 mg+0.9% 氯化钠注射液 100 mL iv.gtt q.d.(d1－2)。

4. 抗感染　注射用头孢唑肟钠 2 g+0.9% 氯化钠注射液 100 mL iv.gtt q8h.(d1－3)。

【药师记录】

入院第 1 天:予胰岛素静脉泵降糖治疗;予 0.9%氯化钠注射液、5%葡萄糖溶液及果糖注射液补液,氯化钾补钾治疗;泮托拉唑钠抑酸治疗;头孢唑肟钠抗感染治疗。

入院第 3 天:患者酮症酸中毒纠正,予停用静脉泵,改为胰岛素泵持续皮下注射降糖治疗,方案为基础量:0～5 时 0.6 U/h、5～17 时 1.2 U/h、17～24 时 0.7 U/h,餐前量:早 6 U、中 6 U、晚 6 U,总量 40.3 U。同时停用泮托拉唑钠。

入院第 4 天:患者血常规恢复正常,无咳嗽咳痰,予停用头孢唑肟钠。

入院第 7 天:调整胰岛素泵用量,基础量:0～5 时 0.6 U/h、5～17 时 1.1 U/h、17～24 时 0.8 U/h,餐前量:早 4 U、中 3 U、晚 3 U,总量 31.8 U。

入院第 10 天:调整胰岛素泵用量,基础量:0～5 时 0.6 U/h、5～17 时 1.1 U/h、17～24 时 0.9 U/h,餐前量:早 4 U、中 2 U、晚 2 U,总量 30.5 U。

入院第 11 天:患者血糖平稳,予出院。

出院带药:胰岛素泵(门冬胰岛素)持续皮下注射,方案为基础量：0~5 时 0.6 U/h、5~17 时 1.1 U/h、17~24 时 0.9 U/h，餐前量：早 4 U、中 2 U、晚 2 U。

（二）案例分析

【糖尿病酮症酸中毒治疗（补液、降糖、补钾、补碱）】

患者 DKA。

临床药师观点：DKA 伴严重失水，补液速度取决于脱水程度、电解质水平、尿量等。先予 0.9% 氯化钠注射液快速静脉滴注，若纠正后血钠正常或升高，补充 0.45% 氯化钠溶液，同时输入 0.9% 氯化钠注射液；若纠正后血钠低于正常，仅输入 0.9% 氯化钠注射液；当 DKA 患者血糖≤11.1 mmol/L，须补 5% 葡萄糖溶液并继续胰岛素治疗，直至血酮、血糖均得到控制。降糖：应小剂量胰岛素持续静脉输注或泵入，降糖速度不宜过快。补钾：为防止发生低钾血症，在 K^+<5.2 mmol/L，并有足够尿量（>40 mL/h）时，应开始补钾；若发现 K^+<3.3 mmol/L，应优先进行补钾治疗。补碱：血气分析 pH≥6.9 的患者无须进行碳酸氢盐治疗。该患者入院后补液及时，血糖下降平稳，未出现严重低血钾，酮症酸中毒及时纠正，治疗合理。

【降糖治疗】

患者 1 型糖尿病病史 10 年，入院前予胰岛素泵皮下注射降糖治疗。

临床药师观点：入院后因 DKA 首先予静脉胰岛素泵降糖治疗，待酮症酸中毒纠正，病情平稳后改为胰岛素皮下泵降糖治疗，调整剂量至血糖平稳后出院。

【抑酸治疗】

患者因 DKA 入院，有恶心呕吐症状，入院后不能进食。

临床药师观点：予静脉大量补液，泮托拉唑钠可以缓解胃部不适及预防应激性溃疡的发生；患者可以进食后停用该药，用药合理。

【抗感染治疗】

患者入院时外周血白细胞明显升高,胸部 CT 平扫提示支气管炎,考虑细菌性感染可能。

临床药师观点:予头孢唑肟钠抗感染治疗,选药合理,药物用法用量及给药频次合理;待血常规恢复正常后,患者无咳嗽、咳痰及无体温升高等症状,停止抗感染治疗,合理。

(三)药学监护要点

(1)注意监测血糖的变化情况,患者血糖控制目标为空腹血糖 4.4~7 mmol/L,非空腹血糖 ≤10 mmol/L,同时应避免发生低血糖(低于 3.9 mmol/L)。低血糖处理:嘱患者自备糖块或饼干,若出现心慌、手抖、出汗、饥饿不适等症状时,及时监测血糖,自行补充缓解症状。

(2)注意监测液体出入量、血 pH、血酮、电解质、渗透压、心功能、肝肾功能、血常规等指标的变化情况,同时关注恶心乏力症状是否缓解。

(3)关注患者补液时静脉滴注速度的调整,先快后慢;注意头孢唑肟钠使用是否有过敏反应及静脉炎的发生;关注患者用药后是否有头晕、嗜睡、腹泻、便秘、皮疹等症状。

案例五

(一)案例回顾

患者,女性,30 岁,身高 1.67 cm,体重 80 kg,体重指数 28.69 kg/m²。

【主诉】

发现血糖升高 6 年余,控制不佳半个月。

【现病史】

患者 6 年前妊娠时发现血糖升高,空腹血糖 6.1 mmol/L,期间予适当锻炼及饮食控制,未服用药物,后多次监测未见血糖升高。7 个月前患者再次妊娠,半个月前发现血糖升高,空腹血糖 7.2 mmol/L,餐后血糖 10~12 mmol/L,诊断"妊娠期糖尿病",控制饮食后血糖控制仍然不佳,现为进一步治疗入住内分泌科。病程中患者饮食睡眠良好,大小便正常。

【既往史】

否认高血压、冠心病、脑梗死病史,既往有胆结石手术史,否认肝炎、结核等传染病病史。否认血吸虫疫水接触史,否认放射性物质接触史。

【社会史、家族史、过敏史】

无吸烟饮酒史。母亲有"糖尿病"病史,否认传染性疾病及遗传性疾病家族史。否认药物、食物过敏史。

【体格检查】

T 36.4℃,P 84 次/分,R 16 次/分,BP 124/86 mmHg。患者发育正常,营养中等,神志清楚,精神尚可,体型偏胖,步入病房,自主体位,查体合作。双侧甲状腺未及肿大。双肺呼吸音清,未闻及干湿啰音。心率 84 次/分,律齐。腹部膨隆,妊娠 7 月余。双下肢未及水肿,足背动脉搏动正常。

【实验室检查及其他辅助检查】

1. 实验室检查

(1) 血常规:WBC $7.46×10^9$/L,NEUT% 70.0%,RBC $3.82×10^{12}$/L,Hb 107 g/L(↓),PLT $223×10^9$/L。

(2) 尿常规:GLU 弱阳性。

(3) 生化检查:ALT 13 U/L,AST 8 U/L,GLU 6.41 mmol/L,BUN 4.32 mmol/L,Cr 45.70 μmol/L〔eGFR 169.8 mL/(min·1.73 m^2)〕,UA 236 μmol/L,TC 4.18 mmol/L,TG 2.93 mmol/L(↑),HDL-C 1.92 mmol/L,LDL-C 1.37 mmol/L,电解质正常。

(4) 血糖相关:HbA1c 6.30%;C 肽(空腹)2.28 ng/mL,C 肽(60 min)4.54 ng/mL,C 肽(120 min)8.67 ng/mL。

动态血糖监测:可见早、晚餐后血糖偏高,监测期间夜间血糖最低 3.3 mmol/L。

2. 其他辅助检查 四肢多普勒:双下肢动脉血流正常。

【诊断】

（1）妊娠期糖尿病。

（2）脂代谢紊乱。

【用药记录】

降糖治疗：患者入院后予胰岛素泵（门冬胰岛素）持续皮下注射降糖治疗，基础率分三段，0~5时0.3 U/h、5~17时0.4 U/h、17~24时0.3 U/h，餐前量：早3 U、中3 U、晚3 U，总量17.4 U。根据血糖调整胰岛素泵用量。

【药师记录】

入院第1~8天：予胰岛素泵持续皮下注射降糖治疗。

出院带药：胰岛素泵（门冬胰岛素）基础量：0~5时0.4 U/h、5~17时1.2 U/h、17~24时0.8 U/h，餐前量：早5 U、中5 U、晚5 U，总量37 U。

（二）案例分析

【降糖治疗】

患者6年前妊娠时发现血糖升高，未用药物治疗；7个月前患者再次妊娠发现血糖升高，诊断为"妊娠糖尿病"，且血糖控制不佳。

临床药师观点：患者入院后予胰岛素泵降糖治疗合理。患者妊娠后期胰岛素用量会越来越大，胰岛素泵可以更好地控制血糖的波动，及时调整用量，灵活安全，更加适合该患者。

（三）药学监护要点

（1）注意监测血糖的变化情况，妊娠期血糖控制目标：餐前血糖≤5.3 mmol/L，餐后2 h血糖≤6.7 mmol/L，特殊情况下可监控使餐后1 h血糖≤7.8 mmol/L；夜间血糖不低于3.3 mmol/L；妊娠期HbA1c宜<5.5%。患者在胰岛素泵治疗开始阶段应每天监测血糖4~7次，涵盖空腹、三餐前、三餐后和睡前。如有低血糖表现需随时测血糖。低血糖处理：嘱患者自备糖块或饼干，若出现心慌、手抖、出汗、饥饿不适等症状时，及时监测血糖，自行补充

缓解症状。

（2）妊娠期糖尿病使用胰岛素,多数在分娩后可停用胰岛素,继续监测血糖。分娩后血糖正常者应在产后 6 周行 75 g OGTT,重新评估糖代谢情况,并进行终身随访。

第三节　主要治疗药物

一、常用治疗方案

常用治疗方案见表 2-1。

二、主要治疗药物

主要治疗药物见表 2-2。

表 2-1 常用治疗方案

名　称	适 应 证	用 法 用 量	禁 忌 证	注 意 事 项
胰岛素静脉滴注方案	1. DKA 2. 高血糖高渗状态	开始剂量 0.1 U/(kg·h)，如在 1 h 内血糖下降不明显，且脱水已基本纠正，胰岛素剂量可加倍。每 1~2 h 测定血糖，根据血糖下降情况调整胰岛素用量。当血糖降至 13.9 mmol/L 时，胰岛素剂量减至 0.05~0.1 U/(kg·h)	低血糖	严密监测血糖、血酮(尿酮)、电解质、血尿素氮、肌酐及阴离子间隙等指标
短效胰岛素泵持续皮下注射 T2DM 方案	1. 1 型糖尿病(T1DM)和需要长期胰岛素强化治疗的 2 型糖尿病(T2DM)患者注射期间 2. 需要短期胰岛素强化治疗的新诊断或已诊断的 T2DM 患者 3. 妊娠糖尿病、糖尿病合并妊娠及糖尿病患者孕前的准备 4. 糖尿病患者的围术期血糖控制	1. 未接受胰岛素治疗的患者胰岛素剂量计算为 T1DM：1 日总量(U)＝体重(kg)×(0.4~0.5)，T2DM：1 日总量(U)＝体重(kg)×(0.5~1.0) 2. 已接受胰岛素治疗的患者胰岛素用量(U)×(70%~100%)；剂量分配：每日基础输注量＝全天胰岛素总量×(40%~60%)。剩余的大剂量：按照三餐 1/3, 1/3, 1/3 分配。胰岛素剂量调整的原则是根据自我监测或动态血糖监测结果进行调整	1. 低血糖 2. DKA 急性期、高渗性昏迷急性期 3. 伴有循环障碍的高血糖患者 4. 有严重的心理障碍或精神神经异常的糖尿病患者	1. 严密监测血糖 2. 停泵、电力异常、胰岛素量不足、管道堵塞和胰岛素系统血糖渗漏，需要及时处理

表 2 - 2　主要治疗药物

名称	适应证	用法用量	禁忌证	注意事项
重组人胰岛素/生物合成人胰岛素	用于治疗糖尿病	1. 短效胰岛素制剂,剂量应根据患者的病情个体化。注射后30 min内必须进食含有碳水化合物的正餐或加餐 2. 可皮下注射或静脉注射	1. 低血糖 2. 对本品中活性成分或其他成分过敏者	1. 注意监测血糖,避免低血糖发生 2. 可用于妊娠期及哺乳期妇女、儿童及老年患者 3. 提醒患者注意避免在驾驶时出现低血糖
精蛋白生物合成人胰岛素		1. 中效胰岛素制剂,剂量应根据患者的病情个体化用药。可单独使用或与短效或速效胰岛素联合使用 2. 可皮下注射,不能用于静脉注射		
精蛋白生物合成人胰岛素(预混30R)		1. 为双时相胰岛素制剂,含有短效胰岛素(30%)和中效胰岛素(70%)的混悬液。剂量应根据患者的病情个体化。注射后30 min内必须进食含有碳水化合物的正餐或加餐 2. 可皮下注射,不能用于静脉注射	1. 低血糖 2. 对本品中活性成分或其他成分过敏者	1. 使用前应混匀 2. 不能用于胰岛素输注泵

名　称	适应证	用法用量	禁忌证	注意事项
门冬胰岛素／赖脯胰岛素		1. 一般须在邻餐前注射，必要时可在餐后立即给药。剂量应根据患者的病情个体化用药 2. 皮下注射或静脉注射	1. 低血糖 2. 对本品中活性成分或其他成分过敏者	1. 注意监测血糖，避免低血糖发生 2. 可用于妊娠期及哺乳期妇女、儿童及老年患者
预混胰岛素类似物		1. 为双时相胰岛素类似物制剂。一般须在邻餐前注射，必要时可在餐后立即给药。剂量应根据患者的病情个体化 2. 可皮下注射，不能用于静脉注射		1. 注意监测血糖，避免低血糖发生 2. 可用于妊娠期及哺乳期妇女、12岁及以上儿童、老年患者 3. 提醒患者注意避免在驾驶时出现低血糖 4. 使用前应混匀 5. 本品不能用于胰岛素输注泵
地特胰岛素／甘精胰岛素		1. 基础胰岛素类似物，作用时间持续24 h，剂量应根据患者的病情个体化 2. 仅用于皮下注射，不能用于胰岛素输注泵		1. 注意监测血糖，避免低血糖发生 2. 国家食品药品监督管理总局(CFDA)批准甘精胰岛素和地特胰岛素可用于6岁及以上儿童。地特胰岛素可用于妊娠期妇女、甘精胰岛素尚未批准用于妊娠期妇女

（续表）

名称	适应证	用法用量	禁忌证	注意事项
二甲双胍	1. 用于单纯饮食控制及体育锻炼治疗无效的T2DM，特别是肥胖的T2DM 2. 对于 T1DM 或 T2DM，与胰岛素合用，可加强胰岛素的作用，减少胰岛素用量，防治低血糖发生 3. 可与磺酰脲类口服降糖药合用，具有协同作用	1. 应从小剂量开始使用，根据患者状况，逐渐增加剂量 2. 成人最大剂量为每日 2 550 mg。最佳有效剂量为每日 2 000 mg	1. 心力衰竭（休克）、急性心肌梗死和败血症等引起的肾功能障碍[血清 Cr 水平≥1.5 mg/dL（男性）或≥1.4 mg/dL（女性）或 CCr 异常] 2. 需要药物治疗的充血性心力衰竭，和其他严重心、肺疾患 3. 严重感染和外伤、外科大手术、临床有低血压和缺氧等患者 4. 急性或慢性代谢性酸中毒者 5. 对药物过敏者 6. 酗酒者 7. 接受血管内注射碘化造影剂者，暂停使用 8. 维生素 B_{12}、叶酸缺乏未纠正者	1. 定期检查肾功能，尤其是老年患者 2. 有肝脏疾病应避免使用本药 3. 定期进行血液学检查 4. 存在任何类型的酸中毒都应停用 5. 不推荐孕妇使用，哺乳期妇女应慎用，必要时停止哺乳 6. 不推荐 10 岁以下儿童使用

名称	适应证	用法用量	禁忌证	注意事项
格列美脲	适用于控制饮食、活动疗法及减轻体重均不能满意控制血糖的 T2DM	1. 一般每日 1 次顿服即可，建议早餐前或餐中服用 2. 最大推荐剂量为每日 6 mg 3. 根据患者体重、生活方式发生的变化，或存在其他增加低血糖或高血糖危险的因素时，可以考虑适当调整剂量	1. 对本品任何成分过敏者 2. T1DM、糖尿病昏迷、DKA、严重的肾脏或肝功能损害，对格列美脲、其他磺酰脲类、磺胺类或赋形剂过敏者 3. 禁用于妊娠和哺乳期患者	1. 治疗期间，必须定期监测血糖及尿糖，注意低血糖的发生 2. 建议定期检查糖化血红蛋白 3. 需定期进行肝功能和血液学检查（尤其是白细胞和血小板） 4. 严重肝、肾功能损伤的患者应改用胰岛素治疗 5. 警告患者驾车或操纵机器时应预防低血糖的发生
格列本脲	适用于单用饮食控制疗效不满意的轻、中度的 T2DM，患者胰岛 β 细胞有一定的分泌胰岛素功能，并且无严重的并发症	一般每日 3 次，三餐前口服，一般用量为每日 5～10 mg，最大用量每日不超过 15 mg	1. T1DM 患者 2. T2DM 患者伴有 DKA、昏迷、严重烧伤、感染、外伤和重大手术等应激情况 3. 肝、肾功能不全者 4. 对磺胺药过敏者 5. 白细胞减少的患者	1. 下列情况应慎用：体质虚弱、高热，恶心和呕吐、甲状腺功能亢进、老年人 2. 在药期间应定期测定血糖、尿糖、尿酮体，尿蛋白及和肝、肾功能，并进行眼科检查 3. 孕妇及哺乳期妇女不宜服用

（续表）

名 称	适 应 证	用 法 用 量	禁 忌 证	注 意 事 项
格列齐特片	适用于控制饮食、运动疗法及减轻体重均不能满意血糖控制的T2DM	小剂量起始，缓慢调整剂量；标准治疗：标准剂量是每日160 mg，分两次服用。特殊的病例用到每日320 mg	1. 已知对格列齐特或其中某种赋形剂，其他磺脲类、磺胺类药物过敏 2. T1DM。糖尿病昏迷前期，DKA 3. 严重肾或肝功能不全患者 4. 应用咪康唑治疗的患者 5. 哺乳期 6. 卟啉症：体内会有色素积蓄（卟啉代谢障碍）	1. 治疗期间，必须定期监测血糖及尿糖注意低血糖的发生 2. 肝功能不全或严重肾功能不全者低血糖可能持续时间长 3. 实验室检查：糖化血红蛋白（或糖胺血糖水平）是评估降糖疗效较好的指标；自我监测血糖是非常有效的 4. 在驾驶和（或）操作机器时患者应警惕低血糖症状，特别是在开始治疗时
格列齐特缓释片	适用于控制饮食、运动疗法及减轻体重均不能满意血糖控制的T2DM	1. 每日1次，剂量为30～120 mg。建议于早餐时服用 2. 如血糖水平不佳，剂量可逐次增加。最大剂量必须不得超过每日120 mg 3. 对轻度或中度肾功能不全患者：治疗方案与肾功能正常的患者相同，但需小心监测血糖	1. 已知对格列齐特或其中某种赋形剂，其他磺脲类、磺胺类药物过敏 2. T1DM。糖尿病昏迷前期，DKA 3. 严重肾或肝功能不全患者 4. 应用咪康唑治疗的患者 5. 哺乳期 6. 卟啉症：体内会有色素积蓄（卟啉代谢障碍）	1. 治疗期间，必须定期监测血糖及尿糖注意低血糖的发生 2. 肝功能不全或严重肾功能不全者低血糖可能持续时间长 3. 实验室检查：糖化血红蛋白（或糖胺血糖水平）是评估降糖疗效较好的指标；自我监测血糖是非常有效的 4. 在驾驶和（或）操作机器时患者应警惕低血糖症状，特别是在开始治疗时

名　称	适　应　证	用　法　用　量	禁　忌　证	注　意　事　项
格列喹酮	T2DM	一般日剂量为 15～120 mg，餐前半小时服用。通常日剂量为 30 mg 以内者可于早餐前 1 次服用，更大剂量应分 3 次，分别于三餐前服用。日最大剂量不得超过 180 mg	1. T1DM 2. 糖尿病昏迷或昏迷前期 3. DKA 4. 对磺酰胺类药物过敏者 5. 妊娠、哺乳期及晚期尿毒症患者	1. 糖尿病患者合并肾脏疾病、肾功能轻度异常时，尚可使用。但严重肾功能不全时，则应改用胰岛素治疗 2. 治疗期间，必须定期监测血糖及反应，注意避免低血糖的发生 3. 胃肠反应一般为暂时的，一旦有皮肤过敏反应，应停用本品
格列吡嗪控释片	适用于控制饮食及运动疗法、减轻体重均不能满意控制血糖的 T2DM	1. 常用的起始剂量为每日 5 mg 2. 应和早餐同时服用 3. 每日最大剂量为 20 mg	1. 已知对本品中任何成分过敏者 2. T1DM 伴或不伴昏迷的 DKA 患者	1. 治疗期间，必须定期监测血糖及糖化血红蛋白的发生 2. 肾功能或肝功能损害的患者服用本品，其药代动力学和（或）药效学特性可能会受影响 3. 胃肠疾病时，格列吡嗪控释片胃肠潴留时间如显著缩短，可能会影响其药代动力学特性，进而影响药物的临床效果 4. 应告知患者本品必须整片吞服，不能嚼碎、掰开或咀嚼

（续表）

名 称	适 应 证	用 法 用 量	禁 忌 证	注 意 事 项
格列吡嗪缓释片	适用于控制饮食、运动疗法及减轻体重尚不能满意控制血糖的T2DM	一般推荐起始剂量5 mg, 1日1次, 早餐前30 min, 需整片吞服	1. 对本品或本品中任何成分过敏者 2. T1DM患者 3. 糖尿病患者伴有DKA, 昏迷、严重烧伤、感染、外伤和重大手术等应激情况者 4. 肝、肾功能不全者 5. 白细胞减少的患者	1. 用药期间应定期测血糖、尿糖、尿酮体、尿蛋白及肝肾功能、血常规, 并进行眼科检查 2. 治疗中注意早期出现的低血糖症状 3. 避免饮酒, 以免引起类戒断反应
阿卡波糖	1. T2DM 2. 降低糖耐量低患者的餐后血糖	1. 用餐前即刻整片吞服或与前几口食物一起咀嚼服用。一般起始剂量为1次50 mg, 以后逐渐增加至1次0.1 g。个别情况下, 可增加至1次0.2 g 2. 如果患者坚持特别严格的糖尿病饮食仍有不适时, 就不能再增加剂量, 有时还需适当减少剂量, 平均剂量为每次0.1 g, 每日3次	1. 对阿卡波糖和（或）非活性成分过敏者 2. 有明显消化和吸收障碍的慢性胃肠功能紊乱患者禁用 3. 患者由于肠胀气而可能恶化的疾病（如Roemheld综合征, 严重的疝气、肠梗阻和肠溃疡）的患者禁用 4. 严重肾功能损害（CCr<25 mL/min）的患者禁用	1. 个别患者, 尤其是在使用大剂量时, 会发生无症状的肝酶升高。因此, 应考虑在使用本药的前6~12个月监测肝酶的变化 2. 本品可使蔗糖分解为果糖和葡萄糖的速度变慢, 因此如果发生急性的低血糖, 不宜使用蔗糖纠正, 而应该使用葡萄糖纠正低血糖反应

名　称	适　应　证	用　法　用　量	禁　忌　证	注　意　事　项
伏格列波糖	改善糖尿病餐后高血糖	通常成人1次0.2 mg,每日3次,餐前口服,服药后即刻进餐。每次用量最大可增至0.3 mg	1.严重酮体症、糖尿病昏迷或昏迷前的患者 2.严重感染的患者、手术前后的患者或严重创伤的患者 3.对本品中成分有过敏史的患者	1.下列患者应慎重用药:有腹部手术史或肠梗阻的患者,伴有消化和吸收障碍性胃肠功能紊乱症、大肠狭窄和Roemheld综合征、重度疝、大肠溃疡的患者,严重肝肾功能受损的患者 2.孕妇、产妇和哺乳期妇女应慎重用药,哺乳期妇女用药时应停止哺乳
罗格列酮	适用于T2DM	1.起始用量为每次4 mg,每日1次,空腹或进餐时服用 2.最大推荐剂量为8 mg/d,可单次或分2次服用	1.禁用于美国纽约心脏协会(NYHA)分级为Ⅲ级和Ⅳ级的心衰患者 2.本品不宜用于T1DM或DKA患者 3.对本品过敏者、肝功能不全者、妊娠、哺乳期妇女以及18岁以下患者禁用	1.65岁以上老年患者慎用本品。本品与胰岛素或其他口服降糖药合用时,患者有发生低血糖的危险 2.本品可使伴有胰岛素抵抗的绝经前期和无排卵型妇女恢复排卵 3.可致血红蛋白和红细胞比容下降和轻度白细胞计数减少 4.水肿患者应慎用本品 5.可引起血容量增加,及由于前负荷增加所致的心脏肥大 6.开始服用本品前,应检测肝酶。若患者血清氨基转移酶升高(高于ATL正常值上限的2.5倍)时,则不应服用本品 7.应该患者接受本品治疗时的骨折风险

（续表）

名称	适应证	用法用量	禁忌证	注意事项
吡格列酮	用于单纯饮食控制及体育锻炼治疗无效的T2DM	1. 初始剂量可为15 mg或30 mg，每日1次。如对初始剂量的反应不佳，可加量直至45 mg q.d. 2. 吡格列酮剂量不应超过45 mg q.d. 3. 服药与进餐无关	禁用于对本品或相关其他成分过敏的患者	同罗格列酮
瑞格列奈	适用于控制饮食，运动疗法及减轻体重均不能满意控制血糖的T2DM	1. 在餐前15 min 内服用本药，服用时间也可掌握在餐前0~30 min内 2. 推荐最大的单次剂量为4 mg，进餐时服用。最大日剂量不应超过16 mg	1. 对瑞格列奈或其中任何赋型剂过敏的患者 2. T1DM 3. 伴随或不伴酮症的DKA患者 4. 妊娠，哺乳期妇女 5. 8岁以下儿童 6. 严重肝功能不全的患者 7. 与细胞色素P450(CYP)3A4抑制剂或诱导剂合并治疗时	1. 可致低血糖，合并用药会增加低血糖发生的风险 2. 不慎不服药，同时避免开车时发生低血糖 3. 尽管瑞格列奈主要由胆汁排泄，但肾功能不全的患者仍应慎用 4. 肝功能损伤的患者应调整本品剂量长调整剂量的周期 5. 应尽量避免与非毗合用
那格列奈	T2DM	1. 常用的剂量为120 mg，三餐前服用	1. 对药物的活性成分或任何赋型剂过敏	1. 注意低血糖发生的危险性 2. 不慎不服药，同时避免开车时发生

名　称	适　应　证	用　法　用　量	禁　忌　证	注　意　事　项
		2. 对于轻度至中度肝损害患者不需调整药物剂量 3. 肾损害患者无须调整剂量	2. T1DM 3. DKA 4. 妊娠和哺乳期妇女	生低血糖 3. 不推荐儿童使用 4. 中、重度肝功能受损的患者慎用 5. 重度感染、手术前后或有外伤的患者慎用
沙格列汀	1. 用于T2DM 2. 可作为单药治疗使用,在饮食和运动基础上改善血糖 3. 当单独使用二甲双胍、盐酸二甲双胍控制不佳时,可与盐酸二甲双胍联合使用,在饮食和运动基础上控制血糖	1. 口服,推荐剂量为5 mg,每日1次,服药时间不受进餐影响 2. 轻度肾功能不全的患者无须调整剂量。中或重度肾功能不全的患者应将剂量调整为2.5 mg,每日1次 3. 轻或中度肝功能受损的患者无须进行剂量调整	1. 不应用于T1DM或DKA患者 2. 对本品有严重超敏反应的患者禁用	1. 不推荐儿童、孕妇及哺乳期女患者应用 2. 老年患者用药时应根据肾功能情况选择用药剂量 3. 用于中、重度肾功能不全的患者应慎用。不推荐用于需要进行血液透析的终末期肾病患者 4. 不推荐用于重度肝功能不全的患者 5. 尚无充血性心力衰竭 NYHA 分级Ⅲ～Ⅳ级的应用经验 6. 与强效 CYP3A4/5 抑制剂(如酮康唑、克拉霉素、茚地那韦、伊曲康唑、奈非那韦、利托那韦、沙奎那韦和泰利霉素)合用时,应将本品的剂量限制为2.5 mg/d

（续表）

名称	适应证	用法用量	禁忌证	注意事项
				7. 不用于免疫功能低下的患者 8. 罕见的半乳糖不耐受遗传疾病，Lapp乳糖酶缺乏症或葡萄糖-半乳糖吸收不良患者不得服用本品 9. 患者有胰腺炎的症状和体征时，立即停药
西格列汀	1. 用于T2DM 2. 可作为单药治疗使用，在饮食和运动基础上改善血糖 3. 当单独使用盐酸二甲双胍血糖控制不佳时，可与盐酸二甲双胍联用，在饮食和运动基础上控制血糖	1. 单药治疗的推荐剂量为100 mg，每日1次。本品与食物同服或不与食物同服 2. 轻度肾功能受损患者（CCr≥50 mL/min）使用时不需调整剂量。中度肾功能受损患者（30 mL/min≤CCr<50 mL/min）使用本品的剂量为50 mg，每日1次。重度肾功能受损患者（CCr<30 mL/min）或终末期肾脏衰竭（CCr<15 mL/min或需要血液透析）患者使用本品的剂量为25 mg，每日1次。使用本品时不考虑透析时间	1. 不得用于T1DM患者或治疗DKA 2. 对本品任何成分过敏者禁用	1. 患者有胰腺炎的症状和体征时，立即停药 2. 本品可通过肾脏排泄。为了使肾功能不全患者与肾功能正常患者的本品血浆浓度接近，在中度和重度肾功能不全患者及需要血液透析或腹膜透析的终末期肾病患者中，建议减少本品剂量 3. 不宜应用于孕妇及哺乳期妇女 4. 尚未确定本品在18岁以下儿童或青少年患者中使用的安全性和有效性 5. 老年患者使用本品时应根据肾功能慎重选择用药剂量

名称	适应证	用法用量	禁忌证	注意事项
维格列汀	1. 用于T2DM 2. 可作为单药治疗使用,在饮食和运动基础上改善血糖 3. 当单独使用二甲双胍控制血糖不佳时,可与盐酸二甲双胍联合使用,在饮食和运动基础上控制血糖	1. 成人:当维格列汀与二甲双胍合用时,维格列汀的每日推荐给药剂量为100 mg,早晚各给药1次,每次50 mg。不推荐使用100 mg以上的剂量。本品可以餐时服用,也可以非餐时服用 2. 轻度肾功能不全患者(CCr≥50 mL/min)在使用本品时无须调整给药剂量。在中度或重度肾功能不全患者或需要接受血液透析治疗的终末期肾脏疾病患者中,剂量为每日50 mg	1. 不得用于T1DM患者或治疗DKA 2. 对本品任何成分过敏者禁用	1. 肝功能不全患者,包括开始给药前血清ALT或AST大于正常值上限3倍的患者不能使用本品。在治疗的第一年使用本品时,需要每3个月测定一次肝功能 3. 服药后,有眩晕反应的患者,应避免驾车或操控机器 4. 不推荐NYHA分级IV级的充血性心力衰竭患者使用 5. 建议使用本品的患者应特别注意监测其皮肤病变 6. 不推荐儿童和青少年、孕妇哺乳期女性患者使用
阿格列汀	1. 用于2型糖尿病 2. 可作为单药治疗使用,在饮食和运动基础上改善血糖 3. 当单独使用	1. 本品的推荐剂量为25 mg,每日1次。可与食物同时或不同时服用 2. 轻度肾功能受损患者使用本品时不需调整剂量。中度肾功能受损患者使用本品的剂量为12.5 mg,每日1次。重度肾	对阿格列汀产品有严重过敏反应史的患者,包括发生过敏反应、血管性水肿或严重皮肤不良反应的患者	1. 不用于T1DM或DKA的患者 2. 如果怀疑发生急性胰腺炎,立即停用 3. 在药前监测肝功能,肝功能检验结果异常的患者应慎用 4. 治疗期间,必须定期监测血糖及尿糖,注意低血糖的发生

（续表）

名　称	适 应 证	用 法 用 量	禁 忌 证	注 意 事 项
	盐酸二甲双胍血糖控制不佳时,可与盐酸二甲双胍联合使用,在饮食和运动基础上控制血糖	功能受损终末期肾功能衰竭(CCr<15 mL/min 或需要血液透析)患者使用本品的剂量为 6.25 mg,每日 1 次。使用本品时可不考虑透析时间		5. 老年患者用药时应根据肾功能慎重选择用药剂量
利格列汀	1. 用于 T2DM 2. 可作为单药治疗使用,在饮食和运动基础上改善血糖 3. 当单独使用盐酸二甲双胍血糖控制不佳时,可与盐酸二甲双胍联合使用,在饮食和运动基础上控制血糖	1. 成人推荐剂量为 5 mg,每日 1 次。本品可在每天的任意时间服用或餐时或非餐时均可服用 2. 肝、肾功能不全患者不需要调整剂量	禁用于对利格列汀有过敏史,诸如荨麻疹、血管性水肿或支气管高敏反应的患者	1. 除非有需要,本品不得在妊娠期间使用 2. 哺乳期慎用 3. 尚未建立在儿童患者中的安全性和有效性数据

名　称	适　应　证	用　法　用　量	禁　忌　证	注　意　事　项
达格列净	1. 本品可作为单药治疗用于 T2DM 成人患者改善血糖控制 2. 不适用于 T1DM 或 DKA	1. 推荐起始剂量为 5 mg，每日 1 次，晨服，不受进餐限制。剂量可增至 10 mg，每日 1 次 2. eGFR<60 mL/(min·1.73 m²) 的患者不推荐使用本品；轻度肾功能不全的患者无须调整剂量 3. 对于轻度、中度或重度肝功能受损者无须调整剂量	1. 对本品有严重超敏反应者禁用 2. 重度肾损害 [eGFR 低于 30 mL/(min·1.73 m²)]、终末期肾病或需要透析的患者禁用	1. 治疗期间应监测血压体征和症状 2. 出现酮症酸中毒时应暂停使用本品 3. 患者如出现急性肾损害的症状，需注意停药 4. 应评估患者是否有尿路感染的体征和症状，监测是否有生殖器真菌感染，并及时处理 5. 活动性膀胱癌患者禁用本品 6. 不推荐妊娠期及哺乳期妇女使用 7. 不推荐 18 岁以下儿童和青少年使用
利拉鲁肽	1. 适用于成人 T2DM 患者控制血糖 2. 适用于单用二甲双胍或磺脲类药物最大可耐受剂量治疗后血糖仍控制不佳的患者	1. 起始剂量为每天 0.6 mg。至少 1 周后剂量应增至 1.2 mg。推荐每日剂量不超过 1.8 mg 2. 用法：每日注射 1 次，可在任意时间注射，无须根据进餐时间给药 3. 轻度肾功能损害的患者不需要进行剂量调整。在中度肾功能损害患者中的治疗经验有限	1. 不得用于 T1DM 患者或用于治疗 DKA 2. 不得用于有甲状腺髓样癌既往史或家族史的患者以及 2 型多发性内分泌腺瘤综合征患者	1. 尚无在 NYHA 分级Ⅲ～Ⅳ级的充血性心力衰竭患者中应用的经验 2. 应谨慎将本品用于急性胰腺炎的患者。如果怀疑症状持续、严重的胰腺炎，发生了胰腺炎，应该停用本品 3. 注意监测是否发生血清钙素升高，甲状腺肿和甲状腺肿瘤在内的甲状腺不良事件，尤其是之前患有甲状腺疾病的患者

（续表）

名 称	适 应 证	用 法 用 量	禁 忌 证	注 意 事 项
	者，与二甲双胍或磺脲类药物联合应用	限。目前不推荐用于包括终末期肾病患者在内的重度肾功能损害患者 4. 不推荐用于轻中度肝功能损害患者		4. 注意监测是否发生肾损害和急性肾衰竭相关的脱水症状和症状 5. 不推荐孕妇哺乳期妇女使用 6. 不推荐本品用于 18 岁以下儿童和青少年
艾塞那肽	1. 适用于成人T2DM患者控制血糖 2. 适用于单用二甲双胍或磺脲类药物最大可耐受剂量治疗后血糖仍控制不佳的患者，与二甲双胍或磺脲类药物联合应用	本品的起始剂量为每次 5 μg，每日 2 次，在早餐和晚餐前 60 min 内（或每天内的 2 顿主餐前；给药间隔大约 6 h 或更长）皮下注射。不应在餐后注射本品	1. 禁用于对艾塞那肽及其他相关成分过敏者 2. 不得用于 T1DM 患者或用于治疗 DKA	1. 应告知患者剧烈的腹痛并有可能伴有呕吐是急性胰腺炎的典型症状，一旦疑似胰腺炎，应停止使用本品。对确诊为胰腺炎但未确定由其他原因引起的胰腺炎，不推荐使用本品 2. 不推荐本品用于终末期肾脏疾病或严重肾功能不全（CCr<30 mL/min）患者 3. 不推荐本品用于严重胃肠道疾病患者 4. 妊娠及哺乳期妇女慎用 5. 不推荐本品用于 18 岁以下儿童和青少年

第四节 案例评述

一、临床药学监护要点

(一) 降糖治疗

1. 适应证和禁忌证的审核　确定糖尿病的分型,T1DM、妊娠糖尿病需要胰岛素治疗贯穿始终,T2DM 的治疗应根据患者的年龄、病程、预期寿命、并发症或合并症病情严重程度等进行综合考虑。降糖治疗的禁忌证应根据患者生理病理状态,降糖药物的品种等个体化分析。

2. 降糖药物的选择　T1DM、妊娠糖尿病需要胰岛素治疗贯穿始终。T2DM 药物治疗应首选二甲双胍,若无禁忌,二甲双胍应一直保留在糖尿病的治疗方案中。不适合二甲双胍治疗者,可选择 α 葡糖苷酶抑制剂或胰岛素促泌剂。单独使用二甲双胍治疗血糖未达标,可加用胰岛素促泌剂、α 葡糖苷酶抑制剂、DPP－4 抑制剂或噻唑烷二酮类。两种口服药物联合治疗不达标者,可加用胰岛素治疗(每日 1 次基础胰岛素或每日 2 次预混胰岛素)或采用 2 种口服药联合治疗。GLP－1 受体激动剂可用于三线治疗。如上述方案仍未达标,则应调整为多次胰岛素治疗。

3. 剂量的调整　根据患者胰岛功能及血糖监测值调整降糖药物的剂量。避免降糖速度过快而出现电解质紊乱和低血糖症状。口服降糖药物主要根据患者的肾小球滤过率确定给药剂量。

4. 药物相互作用的关注　降糖药品种繁多,作用机制各不相同,须重点关注用药后低血糖的发生,避免同一种降糖机制的药物联用,采用预混胰岛素和多次胰岛素治疗时应停用胰岛素促泌剂。口服降糖药中部分药物主要通过肝脏 CYP 酶系代谢,与一些肝脏代谢酶的抑制剂之间有相互作用,需要减少剂量或避免联合使用。

5. 药物不良反应的监护 降糖药物最主要不良反应是低血糖,在多种药物联用或是胰岛素多次注射时应特别注意。口服降糖药物还应关注胃肠道不良反应的发生,建议可以小剂量起始给药,逐渐加量。

(二) 并发症的对因及对症治疗

1. 糖尿病肾病的治疗与监护 糖尿病患者中有 20%~40% 发生糖尿病肾病,严重者可致肾衰竭。糖尿病肾病的治疗包括:① 改变生活方式,如合理控制体重及饮食、戒烟、适当运动等;② 低蛋白质饮食;③ 控制血糖;④ 控制血压;⑤ 纠正血脂紊乱;⑥ 控制蛋白尿,首选 ACEI 或 ARB 类药物(无论有无高血压);⑦ 透析治疗和肾脏移植。应密切关注肾功能变化情况,根据肌酐估算肾小球滤过率,指导药物的选择及药物剂量的调整。

2. 糖尿病视网膜病变的治疗与监护 糖尿病视网膜病变是糖尿病高度特异性的微血管并发症,严重时可致失明。对血糖、血压和血脂的良好控制可预防糖尿病视网膜病变的发生并延缓其进展。激光光凝治疗能减少高危增生性视网膜病变、有临床意义的黄斑水肿及部分重度非增生性视网膜病变患者失明风险。抗血管内皮生长因子治疗可用于糖尿病性黄斑水肿患者。视网膜病变不是阿司匹林治疗的禁忌证,阿司匹林不增加眼底出血风险。

3. 糖尿病神经病变的治疗与监护 糖尿病神经病变可累及中枢神经及周围神经。对因治疗:① 控制血糖;② 神经修复,如甲钴胺、生长因子等;③ 抗氧化应激,如硫辛酸等;④ 改善微循环,如前列地尔、贝前列素钠、西洛他唑、己酮可可碱、胰激肽原酶、钙拮抗剂和活血化瘀类中药等;⑤ 改善代谢紊乱,如依帕司他等;⑥ 其他,如神经营养因子、肌醇、神经节苷脂和亚麻酸等。对症治疗:治疗痛性神经病变的药物有抗惊厥药(普瑞巴林、加巴喷丁、丙戊酸钠和卡马西平)、抗抑郁药(度洛西汀、阿米替林、丙米嗪和西酞普兰等)、阿片类(曲马多和羟考酮)和辣椒素等。注意相同作用机制的药物不能联用,多种药物联用时关注不良反应及药物相互作用,静脉用药注意给药速度及静脉炎的发生。

4. 糖尿病外周血管病变的治疗与监护 一级预防,需严格控制各种危险因素,纠正不良生活方式,戒烟限酒,控制血糖、血压、血脂等。年龄 50 岁以上的糖尿病患者,尤其合并多种心血管危险因素者,如无禁忌,都应使用阿司匹林,对于阿司匹林过敏或有溃疡者,可服用氯吡格雷。二级预防,控制血糖,给予相应的抗血小板药物、他汀类降脂药物、降压药物及抗凝药物治疗。对于间歇性跛行患者,还需使用血管扩张药物。三级预防,减轻缺血引起的疼痛,促进溃疡愈合,避免因肢体坏死导致的截肢,提高生活质量。

5. 糖尿病足的治疗与监护 糖尿病足是最严重的和治疗费用最高糖尿病并发症之一,严重者可导致截肢。治疗: ① 对于神经性溃疡,主要是制动减压,注意患者的鞋袜是否合适; ② 对于缺血性溃疡,重视解决下肢缺血的治疗; ③ 对于合并感染的足溃疡,及时彻底清创,选择有效的抗生素治疗。

二、常见用药错误归纳与要点

1. 口服降糖药物选择不合理

口服降糖药物在使用前应先评估患者的肾功能情况。根据《中国 2 型糖尿病治疗指南》,若无禁忌证,二甲双胍应一直保持在降糖治疗方案中;在 eGFR<45 mL/(min · 1.73 m^2) 时禁用二甲双胍,其说明书也进行了相应的修改,医师在患者只有大量蛋白尿的情况下就停用二甲双胍不合理。对于需要使用碘造影剂的患者,注意在使用碘造影剂前停用二甲双胍,停用 48~72 h 评估肾功

能后继续使用二甲双胍,临床经常忘记停用二甲双胍不合理。二甲双胍主要不良反应为胃肠道反应,从小剂量开始并逐渐加量是减少其不良反应的有效方法之一。

对于高龄的患者,在促泌剂的选择上应尽量避免长效促泌剂(格列美脲、磺酰脲类缓控释制剂)的使用,短效促泌剂的方案更加灵活、可减少低血糖的发生。磺酰脲类促泌剂一般不与非磺脲类促泌剂联用,也不与胰岛素多次注射方案联用。促泌剂可以与基础胰岛素联用。

噻唑烷二酮类药物的使用与骨折和心力衰竭风险增加相关,有心力衰竭、活动性肝病或氨基转移酶升高超过正常上限 2.5 倍及严重骨质疏松和有骨折病史的患者禁用本类药物。

肾功能不全患者使用西格列汀、沙格列汀、阿格列汀和维格列汀时,应注意调整药物剂量。在有肝、肾功能不全的患者中使用利格列汀时不需要调整剂量。

SGLT-2 抑制剂在中度肾功能不全的患者中可以减量使用,在重度肾功能不全的患者中因降糖效果显著下降不建议使用。

体重超重的糖尿病患者在选择降糖药物时应考虑药物对体重的影响,尽量选择有减重效果或对体重影响较小的降糖药物。如果口服降糖药物联合应用 3 种以上,血糖控制不佳的患者应加用胰岛素优化治疗方案。

2. 降糖药物使用时机不适宜　降糖药物何时使用很重要,应根据药物药理作用及药代动力学特点选择合适的给药时机。胰岛素促泌剂一般在餐前使用,磺酰脲类药物在餐前 30 min 左右,而非磺酰脲类药物口服后 15 min 内即可进餐,有的患者在餐后服药不适宜。α葡糖苷酶抑制剂一般随餐嚼服,有的患者会在餐前或餐后口服,不能发挥药物的最大效果。二甲双胍一般餐时或餐后服用,可以减少胃肠道不良反应。对于胰岛素的使用,短效人胰岛素或预混人胰岛素一般注射 30 min 后进餐,而速效胰岛素类似物或预混胰岛素类似物一般注射后即可进食,有的患者未及时进食容易发生低血糖。对于每日使用 1 次的药物,应固定在每天的同一时间点使用。

3. 胰岛素注射不规范 注射胰岛素的患者血糖控制不佳或频繁发生低血糖时,先考虑注射操作是否规范。常出现的问题包括预混胰岛素未充分摇匀,针头安装不恰当,注射部位选择不适宜(可能注射肌肉层),注射部位的轮换不适宜,针头多次重复使用,胰岛素的贮存不适宜(可能存放进低于 0℃ 冷冻层)。在慢病教育的时候,药师告知患者胰岛素注射的规范化操作步骤,特别提醒易出现操作错误的地方。

4. 妊娠糖尿病胰岛素的选择不合理 妊娠糖尿病时,一般选择胰岛素控制血糖,但是,并不是所有的胰岛素品种都可以使用(甘精胰岛素未批准用于妊娠糖尿病),应严格根据药品说明书选择合适的胰岛素。

5. 调脂药及抗血小板药使用不及时 患者糖尿病诊断明确后,未及时评估心血管危险因素,未及时使用抗血小板及调脂药物。根据指南,糖尿病的防治需要综合管理,应针对患者个人情况,及时进行心脑血管危险因素风险评估,在控制血糖的基础上,同时在三级预防的基础上予降压、调脂、抗血小板综合治疗。降压药物首选 ACEI 或 ARB 类,调脂药物以降低 LDL - C 为主要目标,他汀类为首选,抗血小板药物首选阿司匹林,在阿司匹林不能耐受时可以改为氯吡格雷。

6. 抗菌药物选用或联用不适宜 糖尿病患者因血糖控制不佳容易合并感染,常见包括肺部感染、尿路感染、皮肤软组织感染等。在抗生素的选用上应依据《抗菌药物应用指导原则》(2015 年),根据感染部位及可能感染的病原微生物,选择相应敏感的抗菌药物。糖尿病患者尿路感染时首选莫西沙星不适宜,莫西沙星在肺组织中浓度较高,大部分不经尿排泄,说明书中也没有尿路感染的适应证。糖尿病足伴感染时,要考虑合并厌氧菌的感染,一般需要联合抗感染治疗。重症肺部感染时,一般不考虑喹诺酮类与大环内酯类的联合应用。在使用抗生素前,应注意病原微生物种类及药敏实验检查结果,指导临床选择更加适合的抗感染方案。

7. **药物相互作用未重视** 糖尿病患者降糖药物种类多,常常需要多种药物联合降糖治疗,同时糖尿病患者往往合并一种或多种并发症,需要使用其他多种药物联合治疗,在药物的药效学及药动学方面存在药物间的相互作用会被忽视。例如,多种降糖药物合用注意低血糖的发生,同时许多其他类药物也会对血糖造成影响;二甲双胍有增加华法林的抗凝血倾向,二者合用时应注意监测患者国际标准化比值(INR 值)的变化;CYP3A4/5 强抑制剂与沙格列汀合用时,沙格列汀剂量限制在 2.5 mg;大部分他汀类药物经过 CYP3A4 代谢,因此与大环内酯类、唑类、环孢素、胺碘酮、地尔硫䓬等常用药物存在相互作用,应注意药物剂量的调整。

第五节 规范化药学监护路径

参照 T2DM 的临床路径(clinical pathway, CP)中的临床治疗模式与程序,建立糖尿病治疗的药学监护路径(pharmaceutical care pathway, PCP)(表2-3)。其意义在于规范临床药师对糖尿病患者开展有序、适当的临床药学服务工作,并以其为导向为糖尿病患者提供个体化的药学服务。

表 2 - 3 糖尿病药学监护路径

适用对象：第一诊断为 2 型糖尿病或 1 型糖尿病

患者姓名：_____ 性别：_____ 年龄：_____

门诊号：_____ 住院号：_____

住院日期：_____ 年___ 月___ 日 出院日期：_____ 年___ 月___ 日

标准住院日：14 d 内

时间	住院第 1 天	住院第 2 天	住院第 3 天	住院第 4~8 天	住院第 9~14 天
主要诊疗工作	□ 药学问诊（附录 1） □ 用药重整	□ 药学评估（附录 2） □ 药历书写（附录 3）	□ 降糖方案分析 □ 完善药学评估 □ 制订监护计划 □ 糖尿病宣教	□ 医嘱审核 □ 疗效评价 □ 不良反应监测 □ 用药注意事项	□ 药学查房 □ 完成药历书写 □ 出院用药教育
重点监护内容	□ 一般患者信息 □ 药物相互作用审查 □ 其他药物治疗相关问题	□ 营养与运动状况评估 □ 糖尿病诊疗评估 □ 既往病史评估 □ 用药依从性评估	□ 综合治疗方案 □ 降糖治疗方案 □ 调脂治疗方案 □ 抗血小板医嘱 □ 其他医嘱	□ 病情观察 □ 参加医生查房，注意病情变化 □ 药学独立查房，观察患者药物反应，检查药物治疗相关问题 □ 查看检查、检验报告指标变化 □ 检查患者服药情况 □ 药师记录	□ 治疗评估 □ 疗效 □ 不良反应 □ 出院教育 □ 正确用药 □ 患者自我管理 □ 定期门诊随访 □ 监测血糖、肝肾功能

时间	住院第1天	住院第2天	住院第3天	住院第4~8天	住院第9~14天
				监测指标 □ 症状 □ 注意观察血糖、血压等 □ 血常规、肝、肾功能 □ 糖化血红蛋白、糖化白蛋白 □ 血脂、尿白蛋白、胰岛素/C肽 　 释放试验 □ 眼科检查、外周血管彩超结果 □ 心电图、胸片、腹部B超	
病情变异记录	□无 □有， 原因： 1. 2.	□无 □有， 原因： 1. 2.	□无 □有， 原因： 1. 2.	□无 □有， 原因： 1. 2.	□无 □有， 原因： 1. 2.
药师 签名					

荆　莉　石卫峰

第三章

甲状腺功能亢进症

第一节 疾病基础知识

【病因和发病机制】

甲状腺毒症(thyrotoxicosis)是指血液循环中甲状腺激素过多，引起以神经、循环、消化等系统兴奋性增高和代谢亢进为主要表现的一组临床综合征。其中，由于甲状腺腺体本身功能亢进，合成和分泌甲状腺激素增加所导致的甲状腺毒症称为甲状腺功能亢进症(hyperthyroidism，简称甲亢)；炎性反应(如亚急性甲状腺炎、安静型甲状腺炎、产后甲状腺炎等)、化学或机械损伤导致甲状腺滤泡细胞受损，造成甲状腺滤泡内储存的激素大量释放入血，或摄入外源性的甲状腺激素过多，也可出现甲状腺毒症，但此时甲状腺本身功能并不亢进。

1. 病因 引起甲亢的病因包括 Graves 病、多结节性甲状腺肿伴甲亢(毒性多结节性甲状腺肿)、甲状腺自主性高功能腺瘤、碘致性甲状腺功能亢进症(iodine-induced hyperthyroidism，IIH，简称碘性甲亢)、垂体性甲亢、绒毛膜促性腺激素相关性甲亢。其中以 Graves 病最为常见，占所有甲亢的 85% 左右。

2. 发病机制 遗传因素在甲亢的发病中起重要作用。甲亢的发生呈明显的家族聚集性，患者同胞的患病危险性为普通人群的 15 倍，单卵双生子的患病一致率明显高于异卵双生子。另一个重要的致病因素是环境因素。环境因素主要是指食物中的碘含量过多或缺乏、吸烟、精神刺激、感染、药物作用、辐射暴露等。碘是生物体必需的微量元素之一，是合成甲状腺激素的必需原料。碘缺乏或碘过量均可引起甲状腺形态和功能的异常。例如,碘甲亢多发生于碘缺乏地区人群补碘后,或者服用含碘药物,使用碘造影剂、碘消毒剂后。另一个目前公认的发病因素是甲亢患者自身免疫功能紊乱。甲亢患者的免疫紊乱主要表现在血清中存在针对甲状腺细胞的甲状腺刺激抗体(thyroid stimulating antibody,TSAb),它是引起甲亢的致病性抗体。未经治疗的甲亢患者大部分TSAb均阳性,母体的TSAb也可以通过胎盘,导致胎儿或新生儿甲亢。此外,甲亢患者血清中也存在针对甲状腺的其他自身抗体,如甲状腺过氧化物酶抗体(thyroid peroxidase antibodies,TPOAb)及甲状腺球蛋白抗体(thyroglobulin antibodies,TgAb)等,在上述遗传因素和环境因素的共同作用下,可导致甲亢患者机体体液免疫和细胞免疫的紊乱。

【诊断要点】

1. 临床表现　主要表现为临床高代谢症状和体征。症状主要有易激动、烦躁失眠、心悸、乏力、怕热、多汗、消瘦、食欲亢进、大便次数增多或腹泻,女性月经稀少。可伴发周期性瘫痪和近端肌肉进行性无力、萎缩,后者称为甲亢性肌病,以肩胛带和骨盆带肌群受累为主。Graves病有1%伴发重症肌无力。少数老年患者高代谢的症状不典型,表现为乏力、心悸、厌食、抑郁、嗜睡、体重明显减少,称为"淡漠型甲亢"。体征主要为程度不等的甲状腺肿大。甲状腺肿为弥漫性,质地中等(病史较久或食用含碘食物较多者可坚韧),无压痛。甲状腺上下极可以触及震颤,闻及血管杂音。也有少数的病例甲状腺不肿大;结节性甲状腺肿伴甲亢可触及结节性肿大的甲状腺;甲状腺自主性高功能腺瘤可扪及孤立结节。心血管系统表现有心率增快、心脏扩大、心律失常、心房颤动、脉压增大等。少数病例下肢胫骨前皮肤可见黏液性水肿。

2. 实验室检查及其他辅助检查

(1) 血清促甲状腺素(thyroid stimulating hormone,TSH)和甲状腺激素:TSH是国际上公认的诊断甲亢的首选指标,可作为单一指标进行甲亢筛查。血清游离甲状腺素(free thyroxine，FT_4)和游离三碘甲状腺原氨酸(free triiodothyronine，FT_3)水平不受甲状腺素结合球蛋白(thyroxine-binding globulin，TBG)的影响，较总甲状腺素(total thyroxine，TT_4)、总三碘甲状腺原氨酸(total triiodothyronine，TT_3)测定能更准确地反映甲状腺的功能状态。但是在不存在甲状腺素结合球蛋白影响因素的情况下，推荐测定 TT_4、TT_3。因为 TT_4、TT_3指标稳定，可重复性好。甲亢时，血清激素 TT_4、FT_4、TT_3、FT_3增高，TSH 降低(一般$<0.1mIU/L$)。T_3型甲亢时仅有 TT_3、FT_3升高。

(2) 甲状腺自身抗体：TSAb 是 Graves 病的致病性抗体，该抗体阳性说明甲亢病因是 Graves 病；但是因为 TSAb 测定条件复杂，未能在临床广泛使用，而 TSH 受体抗体(thyrotropin receptor antibodies，TRAb)测定已经有商业试剂盒，可以在临床开展。所以在存在甲亢的情况下，一般都把 TRAb 阳性视为 TSAb 阳性。TSAb 也被作为判断 Graves 病预后和抗甲状腺药物停药的指标。

(3) 甲状腺核素静态显像：主要用于对可触及的甲状腺结节性质的判定，对多结节性甲状腺肿伴甲亢和自主高功能腺瘤的诊断意义较大。多结节性甲状腺肿伴甲亢表现为放射性碘呈不均匀的弥漫性分布，或集中于数个散在的结节上；自主高功能腺瘤的特点是结节周围的甲状腺组织因 TSH 被反馈抑制而萎缩，可完全不显影或显影很浅。

【治疗】

1. 治疗原则　目前尚不能针对甲亢进行病因治疗，主要为症状治疗。诊断后在甲亢病情尚未得到控制时，要尽可能取得患者的充分理解和密切合作，合理安排饮食，适当高热量、高蛋白质、高维生素和低碘饮食；同时要注重患者的精神及心理状态，因为心理因素在甲亢治疗中起重要作用。告知患者正确认识甲亢，放松心情，适当休息，避免重体力活动等。目前，针对甲亢的治疗主要采用以下 3 种方式，即内科治疗、同位素治疗和手术治疗。3 种疗法各有利弊。内科治疗中的抗甲状腺药物（antithyroid drugs, ATDs）可以保留甲状腺产生激素的功能，但是疗程长、治愈率低，复发率高；同位素治疗和手术治疗都是通过破坏甲状腺组织来减少甲状腺激素的合成和分泌，疗程短、治愈率高、复发率低，但是甲状腺功能减退症的发生率显著增高。药师要积极开展甲亢健康教育，让患者了解各种治疗方法的利弊，使患者主动、有效地配合治疗，提高患者在治疗过程中的依从性，帮助患者控制疾病，改善生活质量。

2. 治疗方法

（1）内科治疗：是我国目前治疗甲亢采取的主要治疗方法，作用机制是抑制甲状腺素的合成，主要的药物类别有 ATDs（如硫脲类和咪唑类）、离子抑制剂（如过氧酸盐）和碘化物（如碘化钠、碘化钾），临床主要使用 ATDs，常用的药品有甲巯咪唑（MMI）和丙硫氧嘧啶（PTU）、卡比马唑。此类药物可抑制甲状腺激素的合成，但对已合成的甲状腺激素不起作用，也不能阻止甲状腺激素的释放，因此在服药 1~2 周后，待甲状腺内储存的激素消耗至一定水平才能见效，而要将高代谢状态降至正常水平则需要 4~8 周。ATDs 治疗的主要优点是比较安全，对甲状腺功能不会造成不可逆转的损害。其缺点是疗程长，复发率高（40%~50%），即便是合理规律地用药，治疗后仍有高于 20% 的复发率。因此，治疗时应选择适当病例，对于不适宜内科治疗的患者，如果没有禁忌证，宜及时转为同位素治疗或手术治疗。

（2）同位素治疗：甲亢的同位素治疗是指给予患者口服一定剂量的放射性碘（^{131}I）制剂，进入血中的 ^{131}I 被甲状腺组织摄取后，释放出 β 射线，破坏一定数量的甲状腺组织细胞，从而消除由于甲状腺激素产生过多而引起的临床症状。放射性碘治疗的主要优点是服药简单，大多数患者只需服药一次即可见效。同位素治疗也存在剂量不足或甲亢复发问题，可使用两次或多次治疗，在甲亢西医治疗的 3 种方法中费用最少，疗效较好，疗程较短，缓解率较高，复发率较低,毒副作用较轻,治疗后可出现放射性甲状腺炎,表现为出现局部疼痛,轻度全身反应和低热。

（3）手术治疗：对于中度以上的甲亢,手术切除(甲状腺次全切除术或全切除术)仍是目前最有效的治疗方法。外科手术一般切除 80%~90% 的双侧甲状腺叶,同时切除甲状腺峡部。手术治疗的治愈率为 95% 左右,复发率为 0.6%~9.8%。此方法可快速、有效地控制甲亢,治愈率高、复发率低,但创伤性最大,有损伤喉返神经致声嘶或失声,损伤或误切甲状旁腺致永久性甲状旁腺功能减退症的危险;永久性甲状腺功能减退症的发生率也较高;年老体弱、伴有心脏病及其他严重疾病者手术风险大。

（4）治疗选择：甲亢的治疗方法多样,必须依据患者的实际病情、临床表现、检查结果、诊治要求等,有选择性、有针对性地进行治疗和护理。关注甲亢相关并发症的发生和处理,考虑治疗方法的副作用,慎重选择适合甲亢患者的个体化治疗方案,加强健康宣教,提高患者的遵医行为和依从性,提高患者生活质量。

第二节　经典案例

案例一

（一）案例回顾

患者,女性,15 岁,身高 167 cm,体重 52 kg,体重指数 18.6 kg/m²。

【主诉】

心慌、手抖、乏力 2 个月。

【现病史】

患者 2 个月前无明显诱因出现心慌、手抖、乏力,偶有怕热、多汗、吞咽困难,无烦躁、颈前区疼痛、发热、呼吸困难、声音嘶哑等不适,体重无明显变化。于当地人民医院就诊,诊断为"甲亢",并予"甲巯咪唑片 10 mg p.o. t.i.d.,普萘洛尔片 10 mg p.o. t.i.d."治疗,症状趋于好转。患者服药 10 d 后,颜面部、四肢及胸腹背部出现红色片状皮疹并凸出皮肤,伴明显瘙痒感,立即至当地医院住院治疗,诊断为"甲状腺功能亢进,药物性皮肤过敏",停用"甲巯咪唑片",并予葡萄糖酸钙注射剂、地塞米松注射剂、西替利嗪片、氯雷他定片、炉甘石洗剂抗过敏治疗。经治疗后四肢仍有片状皮疹伴瘙痒,胸腹背部皮疹渐结痂。现为求进一步治疗收住院。患者自患病以来,精神状态可,食欲睡眠尚可,二便正常,体重无明显变化。

【既往史】

否认糖尿病、高血压、冠心病、慢性支气管炎等慢性疾病史。否认肝炎、肺结核、伤寒等传染性疾病史。6 岁时行扁桃体切除术,否认其他手术外伤史。否认输血史。

【社会史、家族史、过敏史】

无吸烟饮酒史。父亲有原发性高血压，母亲14年前发现甲状腺肿大（原因不详），行手术治疗，7年前查甲状腺功能（甲功）提示甲状腺功能减退（甲减），目前左甲状腺素片62.5 μg p.o. q.d.治疗，近期未监测甲状腺功能。

【体格检查】

T 36.5℃，P 118次/分，R 19次/分，BP 110/70 mmHg。

患者神志清楚，发育正常，营养中等，步入病房，查体合作。全身皮肤黏膜无黄染，皮肤潮湿，全身浅表淋巴结未扪及肿大。头颅无畸形，双瞳等大等圆，对光反射存在。双眼球各向活动可，睑裂无增宽，眼睑无外挛缩，角膜无外露，双眼轻度突出，眼征（−）。颈软，颈静脉未见怒张，气管居中，双侧甲状腺Ⅱ度肿大，质软，表面光滑，无压痛，未及结节，双叶上极闻及血管杂音。四肢片状红疹，无破溃。双上肢细颤征（+），双下肢胫前黏液性水肿。双膝反射（++），双巴氏征（−）。

【实验室检查及其他辅助检查】

1. 实验室检查

（1）甲状腺功能检查（简称"甲功"）（入院1个月前）：FT_3 25.82 pmol/L（↑），$FT_4$49 pmol/L（↑），TSH <0.005 μIU/mL（↓），TgAb 1 430 IU/mL（↑），TPOAb 26.5 IU/mL，TRAb 3.33 IU/L；甲状腺功能（近期）：TT_3 2.5 nmol/L，TSH <0.005 μIU/mL（↓），FT_3 9.64 pmol/L（↑），FT_4 27.53 pmol/L（↑）。

（2）血常规：WBC $8.43×10^9$/L，NEUT% 69.7%，Hb 130 g/L，PLT $267×10^9$/L。

（3）血生化检查：ALT 15 IU/L，AST 18 IU/L，GGT 11 IU/L，TBIL 8.1 μmol/L，DBIL 2.6 μmol/L，IBIL 5.5 μmol/L，ALB 48.4 g/L，GLO 28 g/L，Cr 22 μmol/L（↓），BUN 3.66 mmol/L，UA 147 μmol/L，TC 3.07 mmol/L，TG 0.64 mmol/L。

2. 其他辅助检查　甲状腺超声：双侧甲状腺内部回声不均

匀,血流丰富。右叶 47 mm×16 mm×14 mm,左叶 49 mm×16 mm×13 mm,峡部 3 mm。

【诊断】

(1) 甲亢(Graves 病)。

(2) 药物性皮疹。

【用药记录】

1. 抗过敏　氯雷他定片 10 mg p.o. q.d.(d1−4),西替利嗪片 10 mg p.o. q.d.(d1−4),维生素 C 注射液 2 g+0.9%氯化钠注射液 500 mL iv.gtt q.d.(d1−4),地塞米松注射液 5 mg+0.9%氯化钠注射液 250 mL iv.gtt b.i.d.(d1−4),地塞米松减量直至停用(d5−10),泼尼松片 10 mg p.o. q.d.(d10−14)治疗。

2. 抗甲亢　普萘洛尔片 10 mg p.o. t.i.d.(d1);普萘洛尔片 20 mg p.o. t.i.d.(d2);放射性碘(^{131}I) 6 mCi p.o. stat.(d14)。

【药师记录】

入院第 1 天:患者出现皮疹考虑为甲巯咪唑所致,因此立即停用甲巯咪唑;但仍有心慌、手抖、乏力等甲亢症状,予以普萘洛尔片 10 mg p.o. t.i.d.控制症状。交代患者注意休息,补充足够热量和营养,忌高碘饮食。

入院第 2 天:患者皮疹及瘙痒感较前好转,说明抗过敏治疗有效,因此继续原抗过敏方案治疗。患者甲亢症状仍然明显,因此予普萘洛尔加量。

入院第 3 天:复查患者白细胞及中性粒细胞提示正常,生化常规示患者肝功能无异常。

入院第 6 天:患者全身多处皮疹症状已明显缓解,故将地塞米松逐渐减量至 2.5 mg/d。

入院第 10 天:患者皮疹已基本消退,停用地塞米松针剂,加用泼尼松片 10 mg p.o. q.d.。

入院第 12 天:患者自诉无明显不适,皮疹已消退。核医学科会诊建议予^{131}I 治疗,剂量为 6 mCi p.o.(空腹),并于核医学科门诊随访。

入院第 14 天：患者药物性皮疹已痊愈，甲状腺功能亢进症症状得到缓解。在核医学科行放射性碘（^{131}I）治疗后出院。

出院带药：泼尼松片 5 mg p.o. q.d.；普萘洛尔片 20 mg p.o. t.i.d.。

（二）案例分析

【抗过敏治疗】

患者药物性皮炎。

临床药师观点：抗过敏治疗使用了氯雷他定、西替利嗪、维生素 C 及地塞米松联合治疗，其中，氯雷他定和西替利嗪同属于抗组胺药物，作用机制类似，属于重复用药，使用其中一种即可。维生素 C 可降低毛细血管通透性，同时可增强抗组胺药对抗多种过敏反应的效果；地塞米松是糖皮质激素类药物，属于经典抗过敏药物，使用合理。

【抗甲亢治疗】

患者甲亢伴药物性皮炎。

临床药师观点：皮疹和瘙痒是甲巯咪唑常见的不良反应，本例患者为颜面部、四肢及胸腹背部出现红色片状皮疹并凸出皮肤，伴明显瘙痒感，考虑到皮疹的严重性及患者个人的强烈意愿，因此停用甲巯咪唑。丙硫氧嘧啶与甲巯咪唑有较高的交叉过敏性，两药交叉反应发生率为 50%，因此不考虑继续予抗甲亢药物治疗。

后续的选择可为放射性碘（^{131}I）治疗或手术治疗。由于此患者甲状腺肿大不明显，未压迫气管等，无手术适应证，暂不考虑。目前用于治疗的 ^{131}I 剂量不会增加儿童尤其是大于 5 岁患儿罹患甲状腺癌的风险。因此推荐该患者应用 ^{131}I 治疗。

（三）药学监护要点

（1）注意监测患者心率变化。

（2）抗过敏药物治疗期间，应关注患者是否出现欣快感、激动、谵妄、不安、定向力障碍等精神症状。关注患者有无胃肠道出血等情况。告知患者泼尼松不可长期服用，应遵医嘱缓慢停药。

（3）^{131}I治疗前,指导患者低碘饮食;对患者进行放射性治疗安全指导,包括相关法律、法规要求和辐射安全注意事项等。建议向患者提供书面指导材料。

（4）^{131}I治疗后,嘱患者后不要揉压甲状腺,注意休息,防止感染,避免劳累和精神刺激,以免病情加重。告知患者^{131}I治疗产生疗效大致需要2~3周及治疗后有可能因一过性放射性甲状腺炎导致暂时性症状加重等问题。一般情况下建议患者^{131}I治疗后1~3个月复查,如病情较重或临床表现变化较大时,应根据需要密切随诊;服^{131}I后2周内避免与婴幼儿及孕妇密切接触。

案例二

（一）案例回顾

患者,女性,39岁,身高160 cm,体重54.5 kg,体重指数21.3 kg/m^2。

【主诉】

反复心慌、手抖1个月。

【现病史】

患者1个月前无明显诱因出现心慌、乏力,伴有易烦躁,夜眠差,乏力,不伴有纳亢、体重下降。遂于外院就诊,查FT$_3$、FT$_4$升高,TSH下降,诊断为甲状腺功能亢进。生化检查未见异常,肝功能示ALT 19 IU/L,AST 16 IU/L,TBIL 23.9 μmol/L。予丙硫氧嘧啶100 mg p.o. t.i.d.及美托洛尔片25 mg p.o. q.d.治疗,患者自觉心慌、手抖症状较前好转。2天前复查甲状腺功能T$_3$ 1.9 nmol/L,T$_4$ 151.3 nmol/L,FT$_3$ 4.8 pmol/L,FT$_4$ 21.4 pmol/L,TSH 0.001 μIU/mL。生化检查示ALT 388 IU/L,AST 190 IU/L,TBIL 22.3 μmol/L。予立即停用丙硫氧嘧啶。患者目前仍有心慌、手抖症状,为求进一步治疗收入院。发病以来,患者夜眠差,胃纳正常,二便正常,体重未见明显下降。

【既往史】

否认糖尿病、高血压、冠心病、慢性支气管炎等慢性疾病史。否认肝炎、肺结核、伤寒等传染性疾病史。否认其他手术、外伤史。

否认输血史。预防接种史不详。

【社会史、家族史、过敏史】

否认吸烟及饮酒史,否认不良嗜好。否认家族遗传性疾病及肿瘤史。否认食物、药物过敏史。

【体格检查】

T 37℃,P 90 次/分,R 20 次/分,BP 110/70 mmHg。患者神志清楚,发育正常,营养中等,查体合作。全身皮肤黏膜无黄染,皮肤温暖潮湿,全身浅表淋巴结未扪及肿大。双眼球各向活动可,睑裂无增宽,眼睑无外挛缩,角膜无外露,双眼无明显突出,Stellwag 征(−),Mobius 征(−),Von Graefe 征(−),Joffroy 征(−)。颈软,颈静脉未见怒张,气管居中,双侧甲状腺未及肿大,未闻及血管杂音。胸廓无畸形,双侧呼吸运动对称,双肺呼吸音清,未闻及干湿啰音。心界不大,心率 90 次/分,律齐,各瓣膜区未闻及杂音。腹平软,未及腹壁静脉曲张,全腹无压痛、反跳痛、肌紧张,肝脾肋下未及,Murphy 征(−),移浊(−),肠鸣音 4 次/分。双上肢细颤,双侧足背动脉搏动可,双下肢不肿。余无特殊。

【实验室检查及其他辅助检查】

1. 实验室检查

(1)血常规:WBC 8.90×10^9/L,Hb 121.00 g/L,PLT 410.00×10^9/L,NEUT% 57.40%。

(2)血生化检查:Na^+ 144.00 mmol/L,K^+ 4.00 mmol/L,Cl^- 108.0 mmol/L,ALB 36.9 g/L,GLU 3.60 mmol/L,Cr 37 μmol/L,BUN 5.5 mmol/L,TP 58.3 g/L,UA 150 μmol/L,ALT 388 IU/L(↑),AST 190 IU/L(↑),TBIL 22.3 μmol/L。

(3)甲功:TT_3 1.79 nmol/L,TT_4 159.3 nmol/L,FT_3 4.8 pmol/L,FT_4 22.4 pmol/L,TSH 0.001 μIU/mL(↓)。

2. 其他辅助检查　无。

【诊断】

(1)甲亢(Graves 病)。

【用药记录】

1. 保肝　注射用还原型谷胱甘肽 1.8 g＋0.9%氯化钠注射液 250 mL iv.gtt q.d.(d1－6)；异甘草酸镁注射液 0.15 g ＋0.9%氯化钠注射液 250 mL iv.gtt q.d.(d1－6)；双环醇片 25 mg p.o. t.i.d.(d7)。

2. 抗甲亢　美托洛尔缓释片 47.5 mg p.o. q.d.(d1－d7)。

【药师记录】

入院第 1 天：交代患者注意休息，补充足够热量和营养，忌高碘饮食；患者氨基转移酶升高，考虑为丙硫氧嘧啶所致，予以停用丙硫氧嘧啶，并予还原型谷胱甘肽联合异甘草酸镁注射液保肝治疗。患者仍有心慌、手抖症状，故继续给予美托洛尔缓释片控制甲亢症状。

入院第 4 天：患者诉心慌手抖症状好转，心率为 80 次/分。生化检查提示患者 ALT 241 IU/L，AST 101 IU/L。氨基转移酶已有下降，继续目前保肝治疗。

入院第 7 天：患者诉心慌手抖症状好转，心率为 80 次/分。复查生化常规示 ALT 96 IU/L，AST 45 IU/L，TBIL 12.3 μmol/L；甲功示 T_3 2.5 nmol/L，T_4 173.4 nmol/L，FT_3 5.8 pmol/L，FT_4 20.4 pmol/L，TSH 0.01 μIU/mL。氨基转移酶明显下降，甲功轻度升高。停用还原型谷胱甘肽和异甘草酸镁注射液治疗，改为双环醇片口服保肝治疗。

出院带药：双环醇片 25 mg p.o. t.i.d.；美托洛尔缓释片 47.5 mg p.o. q.d.。

（二）案例分析

【保肝治疗】

本例患者及时停用了丙硫氧嘧啶，并接受了保肝治疗。

临床药师观点：使用保肝药物种类不宜过多，通常选用 1～2 种药物为宜，最多不宜超过 3 种，以免增加肝脏负担。患者入院后予还原型谷胱甘肽联合异甘草酸镁注射液保肝治疗，治疗有效；出院时患者 ALT 仍高于正常上限 2 倍，予双环醇片院外继续治疗。

双环醇是联苯双酯结构类似物,相关基础研究显示有良好的降酶作用,不良反应较少。

【抗甲亢治疗】

患者 1 个月前诊断为甲亢。

<u>临床药师观点</u>:抗甲亢治疗有 ATDs 治疗、[131]I 治疗和手术治疗。对于已出现药物性肝损害的患者,再次选用 ATDs 治疗应特别慎重。国外指南指出对于严重的肝功能不良,一般不选择 ATDs,肝氨基转移酶升高大于正常高限的 5 倍是选用 ATDs 治疗的禁忌证。如果合并肝功能损害,可采用[131]I 治疗甲亢。该患者肝功能损害是丙硫氧嘧啶所致,且肝氨基转移酶一度升高至 388 IU/L,为保护患者肝功能,不建议再次使用 ATDs 治疗;待患者肝功能恢复正常可选择[131]I 治疗。

【缓解甲亢症状的治疗】

患者目前仍有心慌、手抖等甲亢症状。

<u>临床药师观点</u>:控制甲亢症状可以选择 β 受体阻滞剂。目前使用最广泛的 β 受体阻断剂是普萘洛尔,但普萘洛尔不易获得,可选用其他 β 受体阻滞剂代替;因此,此处选用美托洛尔合理。

(三)药学监护要点

(1)用药过程中需定期监测肝脏血清学指标,推荐至少每月复查 1 次。对于已出现肝功能损害的患者,在使用保肝药物的同时需反复监测肝功能(如 2~3 d 复查 1 次),直至肝氨基转移酶恢复正常并保持稳定。另外,需监测心率、甲状腺功能等反映患者甲亢控制情况的指标。

(2)嘱患者适当休息,饭后安静休息,利于肝脏血液循环,同时合理饮食,不宜进食高脂肪、高蛋白及高糖食物,以减轻肝脏负担。

案例三

(一)案例回顾

患者,男性,54 岁,身高 172 cm,体重 60 kg,体重指数 20.28 kg/m^2。

【主诉】

反复心悸、气喘 3 个月。

【现病史】

患者 3 个月前无明显诱因出现心悸,呈持续性,伴气喘,夜间能平卧,无夜间阵发性呼吸困难,伴消瘦,3 个月内体重下降约 10 kg,乏力、纳差及夜眠差,无烦躁、易怒,无出汗、手抖,无恶心、呕吐,无头晕、头痛,无意识丧失,未系统诊治,症状持续并加重,2 个月前至当地医院就诊,甲状腺功能检查示 FT_3 25.33 pmol/L、FT_4 70.23 pmol/L、TSH 0.01 μIU/mL、TPOAb 及 TgAb 均为阴性;血常规示 WBC $9.26×10^9$/L,NEUT% 50.2%,Hb 155 g/L,PLT $119×10^9$/L。诊断为甲亢,予以甲巯咪唑 10 mg p.o. t.i.d. 及美托洛尔缓释片 47.5 mg p.o. q.d. 治疗。经治疗后患者病情好转出院。患者在院外治疗期间服药不规律,且未复诊,未监测甲功及血常规。3 d 前患者自觉心悸症状加重,为求进一步诊治收住入院。

【既往史】

否认糖尿病、慢性胃炎等慢性系统性疾病史。否认肝炎、伤寒、结核等传染病史。否认外伤、手术史。否认输血史。否认药物、食物过敏史。

【社会史、家族史、过敏史】

吸烟 30 年余,每日 40 支,饮酒 30 年余,每日量约 250 mL。

【体格检查】

T 36.8℃,P 120 次/分,R 22 次/分,BP 120/80 mmHg。甲状腺Ⅰ度肿大,未闻及血管杂音,胸廓无畸形,呼吸正常,叩诊清音,两肺呼吸音清,未闻及干湿啰音,心前区无膨隆,未及震颤,心率 120 次/分,律不齐,心音强弱不等,各瓣膜听诊区未闻及杂音,无异常周围血管征。双下肢不肿。

【实验室检查及其他辅助检查】

1. 实验室检查

(1) 甲功:FT_3 11.02 pmol/L(↑)、FT_4 22.35 pmol/L、TSH <

0.01 μIU/mL(↓)、TPOAb 及 TgAb 均为阴性。

（2）血常规（急诊）：WBC $3.60×10^9$/L（↓），NEUT $2.0×10^9$/L，NEUT% 43.50%。

2. 其他辅助检查　无。

【诊断】

（1）甲亢。

（2）白细胞减少症。

【用药记录】

1. 抗甲亢　甲巯咪唑片 10 mg p.o. q.d.（d1－7）；美托洛尔缓释片 47.5 mg p.o. q.d.（d1－7）。

2. 升高白细胞　利可君片 20 mg p.o. t.i.d.（d1－7）；醋酸泼尼松片 10 mg p.o. t.i.d.（d1－7）。

【药师记录】

入院第 1 天：因患者诊断为白细胞减少，故予甲巯咪唑减量至 10 mg p.o. q.d.抗甲亢治疗；同时予利可君片升高白细胞；辅以美托洛尔缓释片控制甲亢症状。

入院第 4 天：患者未感特殊不适，精神、饮食、睡眠一般，大小便正常，治疗方案未更改。

入院第 7 天：患者病情稳定，白细胞恢复正常，患者出院。

出院带药：甲巯咪唑片 10 mg p.o. q.d.；美托洛尔缓释片 47.5 mg p.o. q.d.；利可君片 20 mg p.o. t.i.d.；醋酸泼尼松片 10 mg p.o. t.i.d.。

（二）案例分析

【抗甲亢治疗】

患者入院诊断为甲亢，已予甲巯咪唑治疗 2 个月，但患者未监测甲状腺功能及血常规；此次入院仍存在甲亢，故给予甲巯咪唑抗甲亢治疗。但患者此次入院血常规显示白细胞减少（WBC $3.60×10^9$/L），但中性粒细胞为 $2.0×10^9$/L，未达到粒细胞缺乏的标准。

临床药师观点：根据我国《甲状腺功能亢进症诊治指南》，若患者经 ATD 治疗出现粒细胞减少且中性粒细胞>1.5×10^9/L,通常不需要停药,减少 ATDs 剂量并加用升白细胞药物即可。本病例抗甲亢治疗方案合理。

【升高白细胞治疗】

患者白细胞降低。

临床药师观点:糖皮质激素可减轻免疫反应对骨髓粒系定向干细胞集落的抑制作用,减少白细胞抗体,同时可以阻断机体自身免疫反应,达到既减少粒细胞破坏又增加粒细胞生成的双重作用;激素亦可抑制 T_4 向 T_3 转换,阻止甲状腺素的释放,同时减轻了甲状腺激素产生的高代谢症状,因此 ATDs 引起粒细胞缺乏时可使用糖皮质激素。利可君片为半胱氨酸衍生物,可增强骨髓造血系统功能。两个药物的升高白细胞作用机制不同,联用可增加升高白细胞效果,使用合理。

【缓解甲亢症状的治疗】

患者入院时伴有心率过快的甲亢症状。

临床药师观点:控制心率过快甲亢症状可以选择 β 受体阻滞剂。目前使用最广泛的 β 受体阻断剂是普萘洛尔,但普萘洛尔不易获得,可选用其他 β 受体阻滞剂代替;因此,此处选用美托洛尔合理。

(三)药学监护要点

(1)患者健康教育:应告知患者 ATDs 治疗甲亢疗程较长(推荐疗程为 1.0~1.5 年),需按疗程坚持规律服药,如若不能坚持,可与医师讨论选择其他治疗方式的可能性(如放射性碘治疗,但同时要告知放射性碘治疗的利弊);在生活上应交代患者注意低碘饮食,补充足够营养物质,同时保持心情愉快,避免情绪波动,保证充足的睡眠。

(2)甲巯咪唑常见不良反应为肝损害、白细胞及粒细胞减少等。该患者入院时已有白细胞减少,应在住院期间密切监测血常规和肝功能。

（3）应用美托洛尔期间应注意患者可能出现头晕等低血压症状。

（4）患者不可长期服用泼尼松片,也不可突然停药,应及时复诊并按医嘱缓慢停药;同时注意监测是否出现消化道出血等症状。

案例四

（一）案例回顾

患者,女性,66 岁,身高 162 cm,体重 65 kg,体重指数 24.76 kg/m²。

【主诉】

双眼突出 4 月余,心慌、烦躁 1 个月。

【现病史】

患者 4 个月前无明显诱因下出现双眼突出,以左侧明显,无明显怕热、多汗及体重变化,当时未重视,未进行诊治。1 个月前自感双眼突出逐渐加重伴心慌、乏力、手抖明显、易烦躁,夜眠欠佳,体重变化不详。遂至当地医院就诊,诊断为“甲亢”予以“甲巯咪唑 10 mg p.o. b.i.d.”治疗,自诉心慌、手抖较前好转,但突眼症状未见好转。3 d 前患者自觉双眼肿胀不适加重,左眼球结膜充血,右眼流泪明显,为求进一步治疗收住院。

【既往史】

否认糖尿病、慢性胃炎等慢性系统性疾病史。否认肝炎、伤寒、结核等传染病史。1980 年左眼钢水外伤史。否认其他手术外伤史。否认输血史。

【社会史、家族史、过敏史】

否认吸烟及饮酒史,否认不良嗜好。否认家族遗传性疾病及肿瘤史。“青霉素”过敏史。

【体格检查】

T 37℃,P 94 次/分,R 18 次/分,BP 100/60 mmHg。患者神志清楚,发育正常,营养中等,查体合作。全身皮肤黏膜无黄染,皮肤潮湿,全身浅表淋巴结未扪及肿大。头颅无畸形,双瞳等大等圆,对光反射存在。双眼球各向活动可,睑裂增宽,上眼睑挛缩,左眼角膜外露,球结膜充血,双眼突出,左侧较明显,Stellwag 征阳性,Mobius 征阳性,Von Graefe 征阳性,Joffroy 征阳性。颈软,颈静脉未见怒张,气管居中,双侧甲状腺Ⅰ度肿大,质韧,表面光滑,无压痛,可随吞咽上下活动,未闻及血管杂音。胸廓无畸形,双侧呼吸运动对称,双肺呼吸音清,未闻及干湿啰音。心界不大,心率 88 次/分,律齐,各瓣膜区未闻及杂音。余无特殊。

【实验室检查及其他辅助检查】

1. 实验室检查

(1)甲功(门诊):FT_3 4.02 pmol/L,FT_4 16.54 pmol/L,TSH 0.01 mIU/L(↓)。

(2)血常规(门诊):WBC 8.40×10^9/L,NEUT 4.0×10^9/L,NEUT% 47.8%。

(3)血生化(门诊):ALT 15 U/L,AST 18 U/L。

2. 其他辅助检查 无。

【诊断】

(1)甲亢。

(2)甲状腺相关性眼病。

【用药记录】

1. 抗甲亢 甲巯咪唑片 10 mg p.o. b.i.d.(d1-7)。

2. TAO 注射用甲泼尼龙 500 mg+0.9%氯化钠注射液 250 mL iv.gtt q.o.d.(d2-6)。

3. 护胃 奥美拉唑注射剂 40 mg i.v. b.i.d.(d2-6);铝碳酸镁片 0.5 g p.o. t.i.d.(d2-6)。

4. 抗骨质疏松 骨化三醇胶囊 0.25 μg p.o. q.d.(d2-7);碳酸钙 D_3 片 600 mg p.o. q.d.(d2-7);阿仑膦酸钠片 70 mg p.o. q.w.(d2-7)。

5. 局部抗炎 妥布霉素/地塞米松滴眼液 1~2 滴滴眼按需(d5)。

【药师记录】

入院第 1 天：患者甲亢诊断明确，入院后继续予甲巯咪唑 10 mg p.o. b.i.d.抗甲亢治疗。嘱患者注意低碘饮食，补充足够营养物质，同时保持心情愉快，避免情绪波动，保证充足的睡眠。

入院第 2 天：患者一般情况可，仍有双眼肿胀不适，诉有尾骨处疼痛数年。今日开始予甲泼尼龙 500 mg＋0.9% 氯化钠注射液 250 mL iv.gtt 冲击治疗，同时予奥美拉唑注射剂 40 mg i.v. b.i.d.及铝碳酸镁片 0.5 g p.o. t.i.d.护胃；患者有尾骨处疼痛数年的病史，结合患者为绝经后女性，考虑为骨质疏松症，另外激素治疗也可影响患者的骨代谢，因此予以骨化三醇胶囊 0.25 μg p.o. q.d.、碳酸钙 D$_3$ 片 600 mg p.o. q.d.及阿仑膦酸钠片 70 mg p.o. q.w.治疗骨质疏松。

入院第 3 天：患者一般情况可，激素冲击治疗后诉双眼肿胀较前好转。

入院第 4 天：患者一般情况可，继续予甲泼尼龙 500 mg＋0.9% 氯化钠注射液 250 mL iv.gtt 冲击治疗。

入院第 5 天：患者诉经治疗后双眼肿胀较前好转，予妥布霉素/地塞米松滴眼液 1~2 滴按需滴眼以缓解双眼肿胀。

入院第 6 天：患者一般情况可，予甲泼尼龙 500 mg＋0.9% NaCl 注射 250 mL iv.gtt 冲击治疗。

入院第 7 天：患者病情好转，予以出院。

出院带药：阿仑膦酸钠片 70 mg p.o. q.w.；碳酸钙 D$_3$ 片 0.6 g p.o. q.d.；骨化三醇胶囊 0.25 μg p.o. q.d.；甲巯咪唑片 10 mg p.o. b.i.d.。

（二）案例分析

【抗甲亢治疗】

患者甲亢伴有甲状腺相关性眼病，对甲状腺相关性眼病的甲亢做根治性治疗（^{131}I 或者手术切除），还是应用 ATD 目前尚无定论。

　　临床药师观点：无论使用何种方法控制甲亢,使甲状腺功能维持正常对甲状腺眼病都是有益的。本病例患者入院后继续使用甲巯咪唑抗甲亢治疗是合理的。

【甲状腺眼病治疗】

　　对于甲状腺眼病治疗要区分病情严重程度。参考 TAO 欧洲甲状腺协会及欧洲的专家组制定的甲状腺相关性眼病病情严重度评估标准,以突眼度、复视及视神经受累情况为指标衡量。

　　临床药师观点：本病例选择了静脉给药方式甲泼尼龙 500 mg iv.gtt q.o.d.×3 次冲击治疗,经治疗后患者病情得到缓解,使用合理。

【护胃治疗】

　　患者采用大剂量糖皮质激素冲击疗法。

　　临床药师要点：大剂量糖皮质激素可能导致患者应激性消化性溃疡,因此予奥美拉唑及铝碳酸镁护胃合理。

【抗骨质疏松治疗】

　　患者为绝经后妇女,有尾骨处疼痛史,医师考虑患者合并骨质疏松,同时甲亢和激素治疗也可影响患者的骨代谢。

　　临床药师观点：给予钙剂及维生素 D 的基础治疗；《欧洲 Graves 眼病专家组管理共识》指出,对于静脉注射甲泼尼龙的患者建议治疗期间使用骨吸收抑制剂。加之此患者可能已有骨质疏松,建议加用双膦酸盐类药物抑制骨吸收,加强骨质疏松的防治。阿仑膦酸钠属于口服剂型的双膦酸盐类药物,可增加骨质疏松症患者腰椎和髋部骨密度,降低发生椎体及非椎体骨折的风险。此处药物选择适宜,用法用量均合理。

（三）药学监护要点

　　（1）生活方式指导：嘱患者注意低碘饮食,补充足够营养物质,同时保持心情愉快,避免情绪波动,保证充足的睡眠。可戴有色眼镜减轻畏光、畏光症状；夜间遮盖角膜以消除角膜异物感,保护角膜；抬高床头减轻眶周水肿；戴棱镜矫正轻度复视。

（2）为避免阿仑膦酸钠片对患者上消化道的刺激,应交代患者阿仑膦酸钠片空腹服用,用 200～300 mL 白开水送服,服药后 30 min 内不要平卧,应该保持直立体位(站立或坐立)。另外,在此期间也应避免进食牛奶、果汁等饮料及其他任何食品。

（3）甲巯咪唑常见不良反应为肝损害、白细胞及粒细胞减少症等。应在住院期间密切监测血常规和肝功能。

案例五

（一）案例回顾

患者,男性,50 岁,身高 170 cm,体重 65 kg,体重指数 21.97 kg/m²。

【主诉】

发热、咽痛 3 日,腹泻 1 d。

【现病史】

患者 2 个月前无明显诱因下出现乏力、心悸、精神萎靡,伴怕热、多汗,且进行性加重,无头晕、头痛,无胸痛、腹痛,无颈部触痛、吞咽痛,于我院就诊,查甲功示 T_3 7.45 nmol/L、T_4 104.88 nmol/L、FT_3 20.57 pmol/L、FT_4 89.66 pmol/L、TSH 0.04 μIU/mL、TgAb 13.22%。诊断为 Graves 病,予甲巯咪唑 10 mg p.o. t.i.d.及普萘洛尔片 20 mg p.o. q.d.治疗。患者病情好转出院,出院继续上述方案治疗。3 d 前,患者无诱因出现发热,咽痛明显,体温最高达 39℃ 以上,伴咳嗽、咳痰,痰为黄色黏液痰,自行到药店购买退热药(具体不详)治疗,体温可降至正常,但体温仍反复多次升高至 39℃ 以上。1 d 前,患者最初于晚间出现腹泻,后大便每日 10 余次,为黄色稀水样便,无恶心、呕吐、腹痛,无黏液脓血便,于次日晚间就诊急诊科,并以"Graves 病合并粒细胞缺乏"收住内分泌科。病程中患者神志清,精神差,无头晕、头痛,咽痛明显,有咳嗽、咳痰,痰为黄色黏液痰。无尿频、尿急、尿痛,有心悸,无胸闷、气短、心前区疼痛,无腹痛,有腹泻,无里急后重,无口腔溃疡、关节肿痛、皮疹等,近 2 个月体重下降 5 kg。

【既往史】

否认糖尿病、慢性胃炎等慢性系统性疾病史。否认肝炎、伤寒、结核等传染病史。否认外伤、手术史。否认输血史。否认药物、食物过敏史。

【社会史、家族史、过敏史】

吸烟 20 年余,每日 1 包,饮酒 20 年余,每日量约 200 g。

【体格检查】

T 37.5℃,P 100 次/分,R 22 次/分,BP 125/80 mmHg。神清,全身皮肤黏膜未见苍白、黄染、出血,浅表淋巴结未触及肿大,胸骨无压痛,咽部充血明显,扁桃体Ⅱ度肿大,表面可见脓性分泌物,甲状腺Ⅱ度肿大,未闻及血管杂音,胸廓无畸形,呼吸正常,叩诊清音,两肺呼吸音清,未闻及干湿啰音,心前区无膨隆,未及震颤,心率 100 次/分,律齐,未闻及早搏及杂音,腹软,无压痛、反跳痛,肝脾未触及肿大,肠鸣音活跃,双下肢不肿。

【实验室检查及其他辅助检查】

1. 实验室检查

(1)血常规:WBC $0.4×10^9$/L($\downarrow$),NEUT $0.01×10^9$/L($\downarrow$),Hb 100 g/L($\downarrow$),PLT $183×10^9$/L。

(2)肝肾功及电解质:ALB 30.2/L($\downarrow$),GLO 47.5 g/L,TBIL 31.1 μmol/L($\uparrow$),DBIL 9.4 μmol/L($\uparrow$),IBIL 20.9 μmol/L($\uparrow$),GLU 7.05 mmol/L($\uparrow$),K^+ 3.19 mmol/L($\downarrow$),Na^+ 121.8 mmol/L($\downarrow$)。

(3)粪常规示:黄色稀便,镜检无异常,轮状病毒阴性。

2. 其他辅助检查　无。

【诊断】

(1)甲亢(Graves 病)。

(2)粒细胞缺乏症。

(3)急性化脓性扁桃体炎。

(4)腹泻原因待查。

（5）电解质紊乱。

【用药记录】

1. 升高白细胞　重组人粒细胞集落刺激因子注射液 300 μg i.h. q.d.（d1－5）；利可君片 20 mg p.o. t.i.d.（d1－10）。

2. 抗感染　注射用哌拉西林钠他唑巴坦钠 4.5 g+0.9% 氯化钠注射液 100 mL iv.gtt q8h.（d1－7）。

3. 补钾　氯化钾 1 g+0.9% 氯化钠注射液 500 mL iv.gtt q.d.（d1－3），氯化钾缓释片 1 g p.o. b.i.d.（d4－6）。

4. 缓解甲亢症状　普萘洛尔片 20 mg p.o. b.i.d.（d1－10）。

5. 调节肠道功能紊乱　双歧杆菌乳杆菌三联活菌片 2 g p.o. t.i.d.（d1－6）。

【药师记录】

入院第 1 天：患者诊断为粒细胞缺乏，立即予重组人粒细胞集落刺激因子治疗，同时辅以利可君片升高白细胞治疗；患者体温最高 38.9℃，考虑合并急性化脓性扁桃体炎，行痰培养，同时予哌拉西林钠他唑巴坦钠抗感染治疗。考虑粒细胞缺乏为甲巯咪唑所致，故予停用甲巯咪唑，继续予普萘洛尔控制甲亢症状。予双歧杆菌乳杆菌三联活菌片治疗腹泻。患者血钾偏低，予静脉补钾治疗。

入院第 2 天：患者体温 37.0℃，仍有咽痛、咳嗽、咳痰，痰为黄色黏痰，大便次数减少至 3 次。患者血常规示 WBC $0.5×10^9$/L（↓），NEUT $0.01×10^9$/L（↓）。生化常规示 ALT 25 U/L，AST 20 U/L，K^+ 3.02 mmol/L（↓），Na^+ 132.9 mmol/L（↓），Cl^- 110.4 mmol/L。尿常规无异常。

入院第 4 天：患者体温 36.8℃，咽痛好转，咳嗽、咳痰减轻，大便正常。复查血常规示 WBC $1.5×10^9$/L（↓），NEUT $0.03×10^9$/L（↓）。电解质示 K^+ 3.35 mmol/L（↓），Na^+ 134.9 mmol/L，Cl^- 111.7 mmol/L。复查甲功示 TT_3 8.65 nmol/L、TT_4 101.75 nmol/L、FT_3 26.09 pmol/L（↑）、FT_4 95.79 pmol/L（↑）、TSH 0.03 μIU/mL（↓）。PCT 20.04 ng/mL（↑）。ESR 40 mm/h（↑）。结核抗体、支原体抗体均

阴性。CO_2CP 12 mmol/L($\downarrow$),BUN 13.65 mmol/L($\uparrow$),免疫全套、肿瘤全套、贫血检查均正常。

入院第 6 天:患者体温恢复正常,咽痛明显好转,无咳嗽、咳痰。大便正常。复查血常规示 WBC 2.0×10^9/L($\downarrow$),NEUT 0.4×10^9/L($\downarrow$)。电解质示 K^+ 4.15 mmol/L,Na^+ 135.9 mmol/L,Cl^- 113.2 mmol/L。痰培养显示金黄色葡萄球菌(对头孢唑林敏感)感染可能。

入院第 7 天:患者未诉特殊不适。复查血常规示 WBC 5.4×10^9/L,NEUT 1.6×10^9/L,NEUT% 27%;患者感染已得到控制,停用哌拉西林钠他唑巴坦钠。

入院第 8 天:复查血常规示 WBC 6.4×10^9/L,NEUT 4.3×10^9/L,NEUT% 65.4%。

入院第 10 天:患者未诉特殊不适,复查血常规示 WBC 6.1×10^9/L,NEUT 4.3×10^9/L,NEUT% 70.4%。予以出院。

出院带药:利可君片 20 mg p.o. t.i.d.;普萘洛尔片 20 mg p.o. b.i.d.。

(二)案例分析

【升高白细胞治疗】

患者诊断为粒细胞缺乏症。

<u>临床药师观点</u>:粒细胞集落刺激因子可以促进骨髓恢复,相关指南推荐粒细胞缺乏患者选用,给药直至中性粒细胞上升至 $(0.5\sim1.0)\times10^9$/L,结合感染的控制情况择机停药。同时可辅以促进白细胞增生药物,如鲨肝醇、维生素 B_4 等药物。该病例使用的利可君片为半胱氨酸衍生物,同样可增强骨髓造血系统功能,升高白细胞。此处升高白细胞治疗方案合理。

【抗感染治疗】

中性粒细胞缺乏患者是感染的高危人群,主要的感染部位为呼吸道、消化道及黏膜软组织,常见的病原菌为革兰氏阳性菌、革兰氏阴性杆菌及真菌,经验性选择抗生素应遵循"广谱、高效、足量"的原则。在细菌培养和药物敏感试验回报前,先经验性使用抗感染药物,特别兼顾针对革兰氏阳性球菌和革兰氏阴性杆菌的感染。待明确病原体和药物敏感情况后,再有针对性地选择病原体敏感的抗感染药物。

临床药师观点:该患者入院前已合并感染,入院诊断为急性化脓性扁桃体炎,常见的病原菌为溶血性链球菌、葡萄球菌、肺炎双球菌和流感嗜血杆菌等,哌拉西林钠他唑巴坦钠为广谱抗菌药物,可覆盖以上病原菌,后续治疗效果提示抗感染效果佳,痰培养结果进一步证实哌拉西林钠他唑巴坦钠选择适宜。患者入院时已然有肠道菌群失调,故给予双歧杆菌乳杆菌三联活菌片调节肠道菌群。

【抗甲亢治疗】

患者已然出现粒细胞缺乏,考虑到使用甲巯咪唑或丙硫氧嘧啶将可能再次导致粒细胞缺乏。

临床药师观点:后续抗甲亢治疗的选择不再推荐 ATD。《^{131}I 治疗格雷夫斯甲亢指南》(2013 版)指出,^{131}I 治疗可以作为 ATD 过敏或出现其他不良反应时的治疗选择,尤其适用于合并白细胞减少的患者,因此待患者病情稳定后推荐其进行^{131}I 治疗。

【缓解甲亢症状】

患者入院时伴有心率过快。

临床药师观点:控制甲亢症状可以选择 β 受体阻滞剂。目前使用最广泛的 β 受体阻断剂是普萘洛尔,因此选用合理。

(三)药学监护要点

(1)患者健康教育:辅导患者如何认识疾病和了解配合疾病治疗的意义;同时要交代患者注意低碘饮食,补充足够营养物质,同时保持心情愉快,避免情绪波动,保证充足的睡眠;出院后要及时随诊复查甲状腺功能、血常规、肝肾功能等。

(2)药物不良反应监护:应用重组人粒细胞集落因子期间存在发生过敏性休克的可能,需密切观察,发现异常时应停药并进行适当处置。哌拉西林钠他唑巴坦钠也可能发生过敏反应,在应用前应该行青霉素皮试。静脉滴注氯化钾浓度过高,速度较快或静脉较细时,易刺激静脉内膜引起疼痛,甚至发生静脉炎及高钾血症,应用过量、滴注速度较快或原有肾功能损害时易发生,表现为软弱、乏力、手足口唇麻木、不明原因的焦虑、意识模糊等,应提醒护理人员不可过快滴注氯化钾,同时嘱咐患者不可自行调节滴注速度。若患者出现以上症状及时进行适当处理。患者应用普萘洛尔期间应注意患者可能出现头晕等低血压症状。

第三节　主要治疗药物

一、常用治疗方案

常用治疗方案见表3-1。

二、主要治疗药物

主要治疗药物见表3-2。

表3-1 常用治疗方案

名称	适应证	用法用量	禁忌证	注意事项
放射性碘(^{131}I)治疗方案	1. 成人 Graves 甲亢伴甲状腺肿大 I 度以上 2. ATDs 治疗失败或复发 3. 甲亢手术后复发 4. 甲亢性心脏病或甲亢伴其他病因的心脏病 5. 甲亢合并白细胞和(或)血小板减少或全血细胞减少 6. 老年甲亢 7. 甲亢并糖尿病 8. 毒性多结节性甲状腺肿 9. 自主功能性甲状腺结节合并甲亢 相对适应证： (1) 青少年和儿童甲亢，用 ATDs 治疗失败，拒绝手术或有手术禁忌证 (2) 甲亢合并肝、肾等脏器功能损害 (3) 对轻度和稳定期的中、重度浸润性突眼可单用 ^{131}I 治疗，也可在 ^{131}I 治疗前后加用泼尼松	确定 ^{131}I 剂量的方法有 3 种：计算剂量法或半固定剂量方案、半固定剂量法和固定剂量法。 (1) 计算剂量法：根据甲状腺质量和吸碘率（RAIU）进行计算。通常每克甲状腺组织约的剂量范围为 2.59～4.44 MBq。口服 ^{131}I 活度（MBq）=[计划剂量（MBq/g）×甲状腺质量（g）]/[最高或 24 h RAIU（%）]。这一公式是基于有效半衰期为 5 d 设计，如有效半衰期差异较大，应相应调 ^{131}I 剂量 (2) 半固定剂量法：在估算甲状腺质量基础上进行 ^{131}I 剂量，较小甲状腺（<30 g）剂量为 185 MBq，中等大小甲状腺(30～50 g)剂量为 370 MBq，较大甲状腺(>50 g)剂量为 555 MBq (3) 固定剂量法：给予固定的剂量，即 ^{131}I 370～740 MBq。此方法简单，一次缓解率高，但甲减发生率也高	妊娠患者及哺乳期患者	1. 口服 ^{131}I 后不要揉压甲状腺，注意休息，防止感染，避免劳累和精神刺激，以免病情加重。告知患者 ^{131}I 治疗产生疗效的大致时间及治疗后有可能因一过性放射性甲状腺炎导致症状加重等问题 2. 1～3 个月后复查，幼病情较重或临床表现变化较大时，应根据需要密切随诊 3. 2 周内避免接触孕妇与婴幼儿及 4. 育龄患者治疗后半年内应采取避孕措施

表 3 - 2 主要治疗药物

名称	适应证	用法用量	禁忌证	注意事项
甲巯咪唑	1. 病情较轻,甲状腺轻至中度肿大患者 2. 青少年及儿童、老年患者 3. 甲状腺手术后复发,又不适于放射性 ^{131}I 治疗者 4. 手术前准备 5. 作为 ^{131}I 放疗的辅助治疗 6. 甲状腺危象的治疗	1. 治疗初期,根据疾病的严重程度,甲巯咪唑的服用剂量为每日 20~40 mg(初始治疗),每日 1 次或每日 2 次。如果在治疗后的第 2~6 周病情得到改善,可以按照需要逐步调整剂量。之后,在 1~2 年内的服药剂量为每日 1 次在早餐后服用。通常推荐每日服用剂量为每天 2.5~10 mg;该治疗疗程为 6 个月至 2 年(平均 1 年),延长疗程可使缓解率增加 2. 小儿开始日剂量按体重 0.4 mg/kg,分次口服,维持量约为成人剂量的一半,按病情决定	1. 对甲巯咪唑、其他硫脲胺衍生物或在同赋形剂以过敏者 2. 中到重度血细胞计数紊乱(中性粒细胞减少)者 3. 既存在严重的并非由甲亢导致的胆汁淤积 4. 在接受甲巯咪唑或卡比马唑治疗后,曾出现骨髓损害者 5. 妊娠期患者慎用,哺乳期患者禁用	1. 不应用于具有轻微超敏反应病史或如过敏性皮炎、瘙痒症等症的患者 2. (仅能在严密监测下作短期治疗)受压的甲状腺肿患者 3. 在开始治疗前后,对血细胞计数及肝功能进行严密监测。应提醒患者注意粒细胞缺乏症的症状(口腔炎、咽炎、发热) 4. 如果出现骨髓毒性,需要停止给药
丙硫氧嘧啶	同甲巯咪唑	1. 用于治疗成人甲亢,起始剂量一般为每日 300 mg,视病轻重给予 150~400 mg,分次口服,1 日最大量 600 mg。病情控制后逐渐减量,维持量每日 50~150 mg,视病情调整 2. 小儿开始剂量每日按体重 4 mg/kg,分次口服,维持量酌情增减	1. 严重肝功能损害 2. 白细胞严重缺乏 3. 对硫酰胺类药物过敏者禁用	1. 服药期间宜定期检查血象 2. 孕妇、肝功能异常、外周血白细胞数偏低者应慎用

（续表）

名称	适应证	用法用量	禁忌证	注意事项
卡比马唑	同甲巯咪唑	1. 成人。开始剂量一般为1日30 mg，可按病情轻重调节为15～40 mg，1日最大量60 mg，分次口服；病情空制后，逐渐减量，每日维持量按病情需要介于5～15 mg，疗程一般18～24个月。2. 小儿开始时用量为每日按体重0.4 mg/kg，分次口服。维持量按病情决定	1. 严重肝功能损害 2. 白细胞严重缺乏 3. 过敏者	1. 服药期间首定期检查血象 2. 孕妇、肝功能异常、外周血白细胞数偏低者应慎用 3. 对诊断的干扰：卡比马唑可使凝血酶原时间延长，并使磷（性磷酸酶（ALP）、谷草转氨酶（AST）和谷丙转氨酶（ALT）增高，还可能引起血胆红素及乳酸脱氢酶（LDH）升高 4. 与抗凝药合用，可增强抗凝作用 5. 在服用本品前避免服用碘剂

降心率药物

名称	适应证	用法用量	禁忌证	注意事项
普萘洛尔	用于控制甲亢的心动过速，也可用于治疗甲状腺危象	1次10～20 mg 每日3～4次	1. 支气管哮喘 2. 心源性休克 3. 心脏传导阻滞（Ⅱ～Ⅲ度房室传导阻滞）4. 重度或急性心力衰竭 5. 窦性心动过缓	1. 首次用须从小剂量开始，逐渐增加剂量并密切观察反应以免发生意外 2. 应根据心率及血压等临床现象指导临床用药 3. 长期用药者撤药须逐渐减剂量，否则使甲亢症状加重。至少经过3 d，一般为2周

（续表）

名称	适应证	用法用量	禁忌证	注意事项
美托洛尔片	控制甲状腺功能亢进症的心动过速	口服,一般1次25~50 mg,1日2~3次,或1次100 mg,1日2次。剂量应个体化,以避免心动过缓的发生。应空腹服药,进餐时服药可使美托洛尔的生物利用度增加40%	1. 心源性休克、病态窦房结综合征 2. Ⅱ、Ⅲ度房室传导阻滞、不稳定的、失代偿性心力衰竭患者(肺水肿、低血压或持续地或同歇地)接受β受体激动剂正性肌力治疗的患者 3. 有症状的心动过缓或低血压 4. 本品不可给予心率<45次/分、P-Q间期>0.24 s或收缩压<100 mmHg的怀疑急性心肌梗死的患者 5. 心力衰竭适应证患者,如果其平卧位收缩压在多次测量时均低于100 mmHg,在开始治疗前应对其是否适用本品进行重新评估 6. 伴有环道危险的严重外周血管疾病患者 7. 对本品中任何成分或其他β受体阻滞剂过敏者	1. 美托洛尔可能使外周血管循环障碍性疾病的症状如间歇性跛行加重。对严重的肾功能损害,伴代谢性酸中毒的各种急症,以及合用洋地黄时,必须谨慎 2. 患支气管哮喘或其他慢性阻塞肺疾病的患者应慎用 3. 对支气管哮喘的患者,应同时给予足够的β受体激动剂 4. 可能对糖代谢造成影响或掩盖低血糖症状 5. 使用本品不可骤停,否则使甲状症状加重 6. 在罕见的情况下,原有的中度房室传导异常加重,(很可能导致房室传导阻滞) 7. 运动员慎用 8. 在用本品治疗过程中可能会发生眩晕和疲劳,因此在需要集中注意力时,如驾驶和操作机械时应慎用

（续表）

名称	适应证	用法用量	禁忌证	注意事项
阿替洛尔	控制甲亢的心动过速	开始每次 6.25~12.5 mg，1 日 2 次，按需要及耐受量可逐渐增加剂量至 50~200 mg。肾功能损害者，CCr 小于 15 mL/(min·1.73 m²) 者，每日 25 mg；15~35 mL/(min·1.73 m²) 者，每日最多 50 mg	1. Ⅱ至Ⅲ度心脏传导阻滞 2. 心源性休克者 3. 病窦综合征及严重窦性心动过缓	1. 本药的临床疗效应与血药浓度可不完全平行，剂量调节以临床效应为准 2. 肾功能损害时剂量须减少 3. 有心力衰竭症状的患者用本药时，给予洋地黄或利尿药合用，如心力衰竭症状仍存在，应逐渐减量使用 4. 本药的停药过程至少 3 d，常可达 2 周 5. 本品可改变因血糖降低而引起的心动过速 6. 运动员慎用

升高白细胞药物

名称	适应证	用法用量	禁忌证	注意事项
重组人粒细胞集落刺激因子	用于治疗抗甲亢药物引起的白细胞减少症、急性粒细胞减少症	剂量为 5 μg/(kg·d)。给药直至中性粒细胞上升至 (0.5~1)×10⁹/L，给药感染的控制情况择机停药	1. 对粒细胞集落刺激因子过敏者及对大肠杆菌表达的其他制剂过敏者禁用 2. 严重肝、肾、心、肺功能障碍者禁用 3. 骨髓中幼稚细胞未显著减	1. 本药仅限用于中性粒细胞减少症患者 2. 应定期进行血液检查防止中性粒细胞过度增加，如发现过度增加，应给予减量或停药等适当处置

名称	适 应 证	用 法 用 量	禁 忌 证	注 意 事 项
			少的髓性白血病及外周血中存在骨髓幼稚细胞的髓性白血病患者	3. 为预测过敏反应等,使用时应充分问诊,并建议预先用本药做皮试 4. 本药给药后可能会引起骨痛、腰痛等,此时可给予非麻醉性镇痛剂等适当处置
泼尼松	用于治疗抗甲亢药物引起的白细胞减少症、急性粒细胞减少症	口服。一般1次5~10 mg,1日10~60 mg	高血压、血栓症、胃与十二指肠溃疡、精神病、电解质代谢异常、心肌梗死、内脏手术、青光眼等患者不宜使用,对本品及肾上腺皮质激素类药物有过敏史患者禁用。真菌和病毒感染者禁用	1. 结核病、急性细菌性或病毒性感染患者应用时,必须给予适当的抗感染治疗 2. 长期服药后,停药时应逐渐减量 3. 糖尿病、骨质疏松症、肝硬化、肾功能不全、甲状腺患者慎用 4. 运动员慎用
维生素B$_4$	用于防治各种原因引起的白细胞减少症、急性粒细胞减少症	口服。成人每次10~20 mg,1日3次。小儿每次5~10 mg,每日2次	尚不明确	由于此药是核酸前体,应考虑是否有促进肿瘤发展的可能性,权衡利弊后选用

（续表）

名称	适 应 证	用 法 用 量	禁 忌 证	注 意 事 项
鲨肝醇片	1. 用于治疗各种原因引起的白细胞减少症,如放射性、抗肿瘤药物等所致的白细胞减少症 2. 用于治疗不明原因所致的白细胞减少症	口服。成人1日50~150 mg,分3次服,4~6周为1个疗程。儿童1日1~2 mg/kg,1日3次	尚不明确	1. 临床疗效与剂量相关。过大或过小均影响效果,故应寻找最佳剂量 2. 对病程较短、病情较轻及骨髓功能尚好者,本药疗效较好。用药期间应经常检查外周血常规
利可君片	用于预防、治疗白细胞减少症及血小板减少症	口服。1次20 mg,1日3次,或遵医嘱	1. 对本药过敏者禁用 2. 骨髓恶性肿瘤患者禁用	急、慢性髓细胞白血病患者慎用

第四节 案 例 评 述

一、临床药学监护要点

1. 抗甲亢治疗方式适应证及禁忌证的审核 诊断甲亢后,对于治疗方式的选择至关重要,不同的治疗方式可能导致完全不同的结局。目前甲亢治疗方式主要 3 种,即 ATDs 治疗、^{131}I 治疗及手术治疗,治疗方式应根据患者的年龄、病程、预期寿命、并发症或合并症病情严重程度等进行综合考虑。表 3 - 1 总结了主要治疗方案的适应证及禁忌证。

2. ATDs 剂量的监护 一般情况下初始治疗方法为甲巯咪唑 30~45 mg/d 或丙硫氧嘧啶 300~450 mg/d,分 3 次口服,甲巯咪唑半衰期长,可以每天单次服用。减量时机为当患者甲亢症状消失,且血中甲状腺激素水平接近正常后可逐渐减量。减量时每 2~4 周减药 1 次,每次甲巯咪唑减量 5~10 mg/d(丙硫氧嘧啶 50~100 mg/d),减至最低有效剂量时维持治疗,甲巯咪唑为 5~10 m/d(丙硫氧嘧啶 50~100 mg/d),总疗程一般为 1~1.5 年。起始剂量、减量速度、维持剂量和总疗程均有个体差异,需要根据临床实际掌握。ATDs 的停药时机以 TRAb 监测结果为首要指标,停药时 TRAb 阴性者预示着较低的复发率。

3. ATDs 治疗随访的监护 用药前:甲亢患者行 ATDs 治疗前,均应监测血常规、肝功能、甲状腺功能及抗体、甲状腺超声等,以便于判断用药后是否出现药物导致的不良反应。

用药后：常规监测血常规及肝功能。

4. **^{131}I 治疗的监护** 当患者决定接受^{131}I 治疗时,必须嘱其认真阅读并按相关规定签署^{131}I 治疗甲亢知情同意书。治疗前指导患者低碘饮食 1~2 周。对合并严重基础疾病(包括心房颤动、心力衰竭或肺性高血压等心血管并发症,肾功能衰竭,感染,外伤,控制较差的糖尿病,脑血管及肺病)的患者,应在^{131}I 治疗前,先给予规范的治疗使其病情相对稳定。^{131}I 治疗前,还应对患者进行放射性治疗安全指导,包括相关法律、法规要求和辐射安全注意事项等。建议向患者提供书面指导材料。嘱患者口服^{131}I 后不要揉压甲状腺,注意休息,防止感染,避免劳累和精神刺激,以免病情加重。告知患者^{131}I 治疗产生疗效的大致时间及治疗后有可能因一过性放射性甲状腺炎导致症状加重等问题。一般情况下建议患者^{131}I 治疗后 1~3 个月复查,如病情较重或临床表现变化较大时,应根据需要密切随诊;服^{131}I 后 2 周内避免与婴幼儿及孕妇密切接触;育龄患者^{131}I 治疗后半年内应采取避孕措施。

5. **药物相互作用的监护** ATDs 可与其他临床常用药物发生相互作用,关于甲亢相关用药的药物相互作用详见本节"常见用药错误归纳与要点"。

6. **ATDs 不良反应的监护** ATDs 常见不良反应是粒细胞减少(严重者为粒细胞缺乏)、肝功能损害及过敏反应。甲巯咪唑的不良反应是剂量依赖性的,丙硫氧嘧啶的不良反应则是非剂量依赖性的。两药交叉反应发生率为 50%。发生白细胞减少(WBC<$4.0×10^9$/L,但 NEUT>$1.5×10^9$/L),通常不需要停药,可减少 ATDs 剂量,加用一般升高白细胞药物,如维生素 B_4、鲨肝醇等。

ATDs 肝功能损害的发生率为 0.1%~0.2%。多在用药后 3 周发生。使用 ATDs 出现肝功能损伤时应立即停药,并使用保肝药物对症治疗。

皮疹和瘙痒也是 ATDs 常见不良反应,发生率约为 10%,用抗组胺药物多可纠正;如皮疹持续或皮疹严重应停药,以免发生剥脱性皮炎。出现关节疼痛者应当停药,否则会发展为"ATDs 关节炎综合征",即严重的一过性游走性多关节炎。

7. ^{131}I 治疗并发症的监护 ^{131}I 治疗甲亢后的主要并发症是甲减。^{131}I 治疗后出现疲乏、嗜睡、体重增加、畏寒、抽搐、中青年女性月经量增加和便秘等,提示有早发甲减的可能,应及时复查。甲状腺激素水平低于正常范围,即使 TSH 仍处于受抑状态,应考虑早发甲减。出现甲减后可用左甲状腺素钠或甲状腺片进行替代治疗。替代治疗的时机取决于甲状腺功能检测、临床症状及体格检查结果。在医师指导下调整用量,使甲状腺激素水平维持正常,在替代治疗期间应坚持定期随访复查。

8. Graves 眼病的监护 轻度 Graves 眼病病程一般呈自限性,不需要强化治疗,以局部治疗和控制甲亢为主,如戴有色眼镜减轻畏光症状;使用人工泪液或使用妥布霉素/地塞米松滴眼液、夜间遮盖角膜以消除角膜异物感,保护角膜;抬高床头减轻眶周水肿;戴棱镜矫正轻度复视等。中度和重度 Graves 眼病需要强化治疗,甲泼尼龙可引起严重中毒性肝损害甚至死亡,发生率为 0.8%,可能与药物的累积剂量有关,所以其总剂量不可超过 4.5 g。

9. β 受体阻滞剂使用的监护 β 受体阻滞剂可减慢心率,减缓气短和疲劳,降低收缩压,缓解肌无力和震颤,改善易怒、情绪不稳和运动耐量。可供选用的药物有普萘洛尔、阿替洛尔、美托洛尔等。这些药物通常在合并有支气管哮喘时为禁忌。对于心率控制非常必要的静息性支气管痉挛性哮喘患者,或轻度支气管痉挛性患者及合并雷诺现象的患者,在严密监测肺部状态的情况下,可谨慎地使用 β 受体阻滞剂。

二、常见用药错误归纳与要点

1. 治疗方式的选择不适宜

甲亢的治疗应遵循个体化的原则,需要评估 3 种治疗方式的利弊(表3-3),结合患者的具体情况,尊重患者的个人意愿,共同制订最合适的治疗方式。

表3-3　3种甲亢治疗方法的利弊

方法	优　　点	缺　　点
ATDs	非甲状腺破坏性治疗;药源性甲减为可逆性;避免手术风险和辐射暴露	治疗持续时间长;部分患者因药物的不良反应需要停药;治疗后疾病复发的比例相对较高
^{131}I	确切控制甲状腺毒症所需的时间较短;避免手术风险;避免应用ATDs治疗的潜在不良反应	为甲状腺破坏性治疗,可能在治疗后发生甲减,需要终身应用甲状腺激素替代治疗;可能加重甲状腺相关眼病
手术	迅速确切控制甲状腺毒症;避免辐射暴露;避免应用ATDs治疗的潜在不良反应	为甲状腺破坏性治疗,可能在治疗后发生甲减,需要终身应用甲状腺激素替代治疗;手术本身可能存在潜在的风险

2. ATDs的选择不适宜　2016年版美国甲状腺协会(ATA)《甲亢和其他病因导致的甲状腺毒症诊治指南》推荐甲巯咪唑作为首选的ATDs,而我国2007年相关甲亢指南未明确指出哪个药物作首选。甲巯咪唑具有1天1次给药的优势,且不良反应的风险相对更小。例如,甲巯咪唑引起粒细胞缺乏症的风险较丙硫氧嘧啶小,丙硫氧嘧啶导致血管炎的风险大于甲巯咪唑;另外,虽然ATA的相关指南未指出两药发生肝功能损害的风险孰大孰小,但丙硫氧嘧啶可引起致命性的急性重型肝炎,在这种情况下需进行肝移植;典型的甲巯咪唑肝毒性是引起胆汁淤积症,而肝细胞疾病极为罕见。在妊娠前3个月和甲状腺危象时应该首选丙硫氧嘧啶,其原因为丙硫氧嘧啶与血浆蛋白结合比例高,胎盘通过率低于甲巯咪唑(丙硫氧嘧啶通过胎盘的量仅为甲巯咪唑的1/4),且临床上已有甲巯咪唑导致胎儿发育畸形的报道,主要是皮肤发育不全和"甲巯咪唑相关的胚胎病",包括鼻后孔和食管的闭锁、颜面畸

形。所以,在妊娠早期优先选择丙硫氧嘧啶,避免使用甲巯咪唑。甲状腺危象表现为所有甲亢症状的急骤加重和恶化,多发生于较重甲亢未予治疗或治疗不充分的患者。丙硫氧嘧啶可以阻断外周组织中 T_4 向具有生物活性的 T_3 转换,因此甲状腺危象的患者首选丙硫氧嘧啶抗甲亢治疗。

3. 药物相互作用 抗甲状腺药物可能与华法林、磺酰脲类口服降糖药物、茶碱等发生相互作用,因此药物合用时需密切监测,及时调整剂量。

第五节 规范化药学监护路径

参照甲亢的临床路径中的临床治疗模式与程序,建立甲亢治疗的药学监护路径(表3-4)。其意义在于规范临床药师对甲亢患者开展有序、适当的临床药学服务工作,并以其为导向为甲亢患者提供个体化的药学服务。

表 3-4 甲亢临床药学监护路径

适用对象:第一诊断为 Graves 病

患者姓名: _____ 性别: _____ 年龄: _____

门诊号: _____ 住院号: _____

住院日期: ____年__月__日 出院日期: ____年__月__日

标准住院日:14 d 内

时间	住院第 1 天	住院第 2 天	住院第 3 天	住院第 4~8 天	住院第 9~14 天
主要诊疗工作	□ 药学问诊(附录 1) □ 通过药学问诊为医师提供有价值的药学信息,协助制订治疗方案	□ 药学评估(附录 2) □ 药历书写(附录 3)	□ 甲亢治疗方案分析 □ 完善药学评估 □ 制订监护计划 □ 患者健康教育	□ 医嘱审核 □ 疗效评估 □ 不良反应监测 用药前(血常规、肝功能、甲状腺功能及抗体、甲状腺超声) 用药后(常规监测血常规、肝功能、不良反应) □ 用药注意事项	□ 药学查房 □ 完成药历书写 □ 出院用药教育
重点监护内容	□ 一般患者信息 □ 药物相互作用审查 □ 其他药物治疗相关问题	□ 营养状况评估 □ 甲亢诊疗评估 □ 既往病史审查 □ 用药依从性评估	综合治疗方案 □ 抗甲亢治疗方案 □ 甲亢症状治疗方案 □ 并发症及合并症治疗方案	病情观察 □ 参加医生查房,注意病情变化 □ 药学独立查房,观察患者药物反应,检查药物治疗相关问题 □ 查看检查、检验报告相关变化 □ 检查患者服药情况 □ 药师记录	治疗评估 □ 疗效 □ 不良反应 □ 出院教育 □ 正确用药 □ 患者自我管理 □ 定期门诊随访

（续表）

时间	住院第 1 天	住院第 2 天	住院第 3 天	住院第 4~8 天	住院第 9~14 天
			□ 其他医嘱 □ 患者健康教育 □ 讲解甲亢基本知识，分析各种甲亢治疗方案利弊，打消患者疑虑 □ 交代服药注意事项	监测指标 □ 症状 □ 血常规、尿常规、便常规+隐血、肝功能、肾功能、电解质、血糖、红细胞沉降率、TSH、FT₃、FT₄、FT₃ 或 TT₃、TRAb、TgAb、TPOAb ¹³¹I 摄取率和（或）甲状腺 ECT（妊娠和哺乳期妇女除外）甲状腺超声、胸部 X 线片、心电图、超声心动图	□ 监测甲状腺、肝肾功能
病情变异记录	□ 无 □ 有， 原因： 1. 2.	□ 无 □ 有， 原因： 1. 2.	□ 无 □ 有， 原因： 1. 2.	□ 无 □ 有， 原因： 1. 2.	□ 无 □ 有， 原因： 1. 2.
药师签名					

柳汝明　顾鸣宇

第四章

甲状腺功能减退症

第一节 疾病基础知识

【病因和发病机制】

甲状腺功能减退症（hypothyroidism，简称甲减），是由于多种原因引起甲状腺激素合成和分泌减少，或组织利用甲状腺激素障碍导致的全身性低代谢综合征。

甲减病因比较复杂，类型繁多，临床上一般根据病变部位进行分类，可分为四大类。

1. 病因

（1）原发性甲减：此类型最多见，占全部甲减的95%以上。最常见的病因为自身免疫性甲状腺疾病、甲状腺手术后或甲亢[131]I治疗后甲状腺的损伤。其他原因还包括亚急性甲状腺炎、甲状腺肿瘤、颈部放射治疗造成的甲状腺损伤、碘缺乏或碘过量、药源性甲减等。

（2）继发性甲减：病变部位在垂体，所以又称为垂体性甲减。肿瘤、手术、放疗、希恩综合征及自身免疫性垂体炎是继发性甲减的主要原因。

（3）三发性甲减：病变部位在下丘脑，因此也称为下丘脑性甲减。肿瘤、放疗、慢性疾病是其主要病因。三发性甲减与继发性甲减可统称为中枢性甲减。

（4）甲状腺激素抵抗综合征：由于甲状腺激素在外周组织作用缺陷使甲状腺激素相对不足，又称为甲状腺激素不敏感综合征。根据病变部位分为垂体选择型、外周选择型、全身型（垂体和外周组织均不敏感型）。

2. 发病机制

（1）原发性甲减：病变部位在甲状腺，是各种原因造成的甲状腺损伤或甲状腺激素合成障碍，导致甲状腺激素合成和分泌不足所致。

（2）继发性甲减：是垂体病变使促甲状腺激素（TSH）分泌减少导致甲状腺激素分泌不足所致。

（3）三发性甲减：是下丘脑病变导致促甲状腺激素释放激素（TRH）产生和分泌减少所致。

（4）甲状腺激素抵抗综合征：主要是由于位于 3 号染色体的编码甲状腺激素受体 β 链的基因发生突变，导致 T_3 与受体结合障碍，甲状腺激素的生物活性减低。

【诊断要点】

1. 临床表现　甲减以低代谢率和交感神经兴奋性下降为主要表现，典型患者可表现为畏寒、乏力、记忆力减退、手足肿胀感、心率减慢、纳差、体重增加、便秘等。严重的甲减患者可出现多浆膜腔积液，甚至可以发生黏液性水肿昏迷。典型患者查体可有表情呆滞、反应迟钝、面部水肿和（或）苍白、声音喑哑、皮肤干燥、皮肤温度低、毛发稀疏、手脚掌皮肤可呈姜黄色、下肢胫前可见非凹陷性水肿等症状。

甲减对于机体各系统的影响：

（1）心血管系统：患者心率缓慢，心音低弱，心脏扩大，可伴有心包积液，病程长未控制者心肌纤维出现肿胀，黏液性糖蛋白沉积，造成甲减性心肌病变。同时患者可出现明显脂代谢紊乱，呈现高胆固醇血症、高甘油三酯血症及高 β -脂蛋白血症，常伴有动脉粥样硬化，冠心病发病率高于一般人群。

（2）神经系统：新生儿或儿童甲减可导致呆小病，出现永久性的神经系统发育障碍。成人表现为反应迟钝、嗜睡、记忆力下降、对外界缺乏兴趣等，严重者可有抑郁症或精神分裂症表现，甚至出现昏迷、木僵等症状。

（3）内分泌系统：表现为性欲减退，男性阳痿、不育，女性月经紊乱、不孕不育。

（4）肌肉与关节系统：表现为肌肉疼痛、软弱无力，患者的肌酶指标可出现多项异常。

（5）血液系统：由于水钠潴留、胃酸缺乏和维生素 B_{12} 吸收不良导致贫血，主要表现为缺铁性贫血或恶性贫血。

2. 实验室检查与其他辅助检查

（1）甲状腺激素：水平下降时考虑甲状腺功能减退，但是需要注意甲减早期时甲状腺激素水平并不一定均出现下降，轻度或早期甲减可单表现为 TT_4、FT_4 下降。由于 FT_3、FT_4 不受 TBG 的影响，所以 FT_4、FT_3，特别是 FT_4 是所有甲状腺激素中反映甲减的最敏感的指标，TT_4、TT_3 不作为诊断甲减的必需指标。

（2）TSH：是诊断甲减的最敏感的指标之一，并可根据 TSH 水平区分甲减病变部位。原发性甲减患者的血清 TSH 增高，TT_4、FT_4 降低，血清 TT_3、FT_3 水平在甲减早期可正常，甲减晚期下降；而甲状腺激素、TSH 水平均降低需考虑垂体性或下丘脑性甲减。

（3）血清甲状腺自身抗体：TPOAb 和 TgAb 是明确甲减病因的主要指标。TPOAb、TgAb 的升高提示存在自身免疫性甲状腺疾病，其中 TPOAb 的灵敏度更高，临床价值更大。

（4）其他生化指标：甲减患者累及肌肉组织可表现为血清肌酸激酶升高；由于低代谢可出现血清胆固醇升高；胃酸缺乏和维生素 B_{12} 吸收不良可造成轻中度贫血；部分病例伴有血清泌乳素升高等。

（5）辅助检查：甲状腺 B 超、核素扫描等可辅助甲减的病因诊断。垂体肿瘤、炎症等原因造成的中枢性甲减可出现垂体 MRI 的改变。甲减患者的心电图出现心动过缓、T 波低平、Q－T 间期延长，部分可有房室传导阻滞、室性心律失常等表现。病程长、治疗不及时患者在心脏超声检查时可发现心脏扩大、左心室舒张收缩功能降低,射血分数降低、心包积液等。伴有甲减性肌病时患者可表现为肌源性损伤。

【治疗】

1. 治疗原则　甲减的根本病因是体内甲状腺激素减少,因此甲状腺激素的替代治疗对于各类型甲减均有疗效,补充甲状腺激素可以使机体的甲状腺功能维持在正常水平。

2. 治疗方法

用于替代治疗的甲状腺激素类药物有左旋甲状腺素钠、左旋三碘甲状腺原氨酸、甲状腺片。

(1) 左旋甲状腺素钠(L-T$_4$):具有安全、有效、服用依从性好、血清有效半衰期长等优点,是甲减替代治疗的首选药物。每日早餐前半小时口服 1 次,药物半衰期为 7 d,因此偶尔漏服也不会对总体疗效产生过多影响。如果服用剂量大或患者不能耐受,可分次口服。

初始剂量为 25~50 μg/d,每 1~2 周增加 25 μg,直到达到治疗目标。最终的治疗剂量取决于患者的年龄、体重、病情、有无合并症(缺血性心脏病、骨质疏松)等。一般情况下 L-T$_4$ 替代剂量:① 成年患者为 1.6~1.8 μg/(kg·d);② 儿童患者大约2.0 μg/(kg·d);③ 老年患者大约 1.0 μg/(kg·d);④ 由于怀孕后机体对碘的需求量增加,妊娠妇女剂量需要增加 30%~50%;⑤ 对于甲状腺乳头状癌术后的患者,L-T$_4$不但用于替代治疗,还有抑制肿瘤复发转移目的,因此需求量更大,大约 2.2 μg/(kg·d)。

对于青年甲减患者可以在初始治疗即给予完全替代剂量;妊娠期甲减为了尽快纠正甲减状态,初始剂量可大于常规剂量,并及时根据甲状腺功能调整剂量;对于存在缺血性心脏病、心律失常、心力衰竭等的老年患者,为了防止诱发和加重心脏病应该从小剂量开始并缓慢增加剂量,可以从 12.5~25 μg/d 开始,每 2~4 周增加12.5~25 μg/d。由于重新建立下丘脑-垂体-甲状腺轴的平衡需要 4~6 周,因此替代治疗初期,每 4~6 周测定甲状腺功能,调整

L-T$_4$剂量;稳定达标后,每6~12个月复查一次即可。

在L-T$_4$的替代治疗中需注意有无影响L-T$_4$吸收的因素,如肠道吸收不良,服用氢氧化铝、碳酸钙、硫糖铝、硫酸亚铁、食物纤维添加剂等均可影响L-T$_4$吸收,需要加大L-T$_4$的剂量。而苯巴比妥、苯妥英钠、卡马西平、利福平、洛伐他汀、胺碘酮等可加速L-T$_4$清除,也使L-T$_4$替代剂量加大。

(2)左旋三碘甲状腺原氨酸(L-T$_3$):单独补充L-T$_3$不同于单独补充L-T$_4$,前者缺少了底物T$_4$,造成体内T$_3$的水平完全依赖于外源性L-T$_3$的替代治疗,而且L-T$_3$的起效快、持续时间短,因此剂量难以掌握,需要频繁地监测甲状腺功能,临床上不建议单独补充L-T$_3$治疗甲减。目前单独的L-T$_3$补充仅用于黏液性水肿昏迷的抢救。

在与L-T$_4$联合治疗方面,L-T$_4$的总有效率高,可达到80%~90%,而加用L-T$_3$后对于心脏、骨骼等的副作用均会增加,因此国内外指南多不推荐L-T$_4$与L-T$_3$的联合治疗。但是临床上有小部分患者可能伴有脱碘酶基因多态性或遗传突变,导致T$_4$向T$_3$转化异常,单以L-T$_4$替代治疗效果不佳,对于这部分患者可以采用L-T$_4$与L-T$_3$联合治疗。

(3)甲状腺片:是动物甲状腺的干制剂,含T$_3$和T$_4$。由于甲状腺片中甲状腺激素含量不稳定和T$_3$含量过高,临床现已很少使用。60 mg甲状腺片≈100 μg L-T$_4$。

第二节 经典案例

案例一

（一）案例回顾

患者,女性,64 岁,身高 159 cm,体重 59 kg,体重指数 23.34 kg/m²。

【主诉】

右侧甲状腺癌术后 2 年余,反复胸闷 1 个月。

【现病史】

患者 2012 年 11 月体检发现甲状腺结节,2013 年 1 月 10 日行甲状腺细针穿刺,细胞学检查提示甲状腺乳头状癌,建议行手术冷冻切片检查。2013 年 1 月 17 日行甲状腺腺叶全切+中央区淋巴结清扫术,病理结果提示甲状腺乳头状癌,未见淋巴结转移。术后患者服用左甲状腺素钠片 100 μg q.d.治疗,长期门诊随访,调整左甲状腺素钠片用量。2014 年 12 月 2 日至我院门诊查 FT_3 4.67 pmol/L、FT_4 17.83 pmol/L、TSH 0.1 μIU/mL,现服用左甲状腺素钠片 75 μg q.o.d.、87.5 μg q.o.d.。1 个月来患者无明显诱因下反复出现胸闷,伴有气促、头晕,深呼吸或休息后可自行缓解,不伴有胸痛、视物旋转、黑矇、恶心、呕吐等不适。

患者自发病以来,精神、睡眠、食欲可,二便如常,体重无明显变化。

【既往史】

高脂血症病史 3 年,既往服用中成药,复查血脂正常后停药;窦性心动过速病史 40 年,无头晕、心悸等不适,未予以进一步治疗。

20 余年前于外院行卵巢囊肿手术,术后病理显示为良性肿块。

【社会史、家族史、过敏史】

无烟酒、药物等不良嗜好。14 岁初潮,30 d 为 1 个周期,每次持续 3~5 d,绝经年龄 52 岁,规律,量中,有痛经,否认阴道不规则出血史。绝经后有阵发性潮热、心悸等不适,口服中药 2 年,症状好转后自行停药。近来患者自觉阵发性潮热较前加重。

妹妹和兄长有 2 型糖尿病病史,母亲、兄长、姐妹有高血压病史。

【体格检查】

T 37℃,P 115 次/分,R 18 次/分,BP 140/80 mmHg,颈软,颈静脉未见怒张,颈部可见陈旧性手术瘢痕,气管居中,双侧甲状腺未及。余未见明显阳性体征。

【实验室检查及其他辅助检查】

1. 实验室检查

(1)血常规:WBC 5.49×10⁹/L,NEUT% 42.6%,余正常。

(2)血脂:LDL‑C 4.30 mmol/L(↑),TG 2.17 mmol/L(↑),TC 5.85 mmol/L(↑),HDL‑C 1.30 mmol/L,余正常。

(3)甲状腺功能:TSH 0.04 μIU/mL(↓),FT₃ 6.87 pmol/L(↑),FT₄ 18.99 pmol/L。

(4)肝肾功能、血糖、心肌酶谱、血电解质未见明显异常。

2. 其他辅助检查

(1)骨密度:第 1 腰椎 T 值-2.3,骨量减少。

(2)心电图:窦性心动过速,心率 133 次/分。

(3)头颅 MRI 平扫+MRA:左侧额叶皮层下少许缺血灶。

(4)血管超声:左侧颈总动脉小硬斑形成;双侧腘动脉散在点状硬斑形成。

(5)心超:静息状态下超声心动图未见明显异常,EF 67%。

【诊断】

(1)右侧甲状腺乳头状癌根治术后,原发性甲状腺功能减退。

(2)骨量减少。

（3）动脉粥样硬化。

（4）绝经期综合征。

（5）腔隙性脑梗死。

【用药记录】

1. 抑制 TSH　左甲状腺素钠片 87.5 μg p.o. q.d.（d1）、75 μg p.o. q.d.（d2、d3、d4、d5、d7）、62.5 μg p.o. q.d.（d6、d8）。

2. 补钙　碳酸钙 D_3 片 0.6 g p.o. q.d.（d3-9,8:00）；骨化三醇胶囊 0.25 μg p.o. q.n.（d3-9,20:00）。

3. 抗动脉粥样硬化　阿托伐他汀片 20 mg p.o. q.n.（d3-9,20:00）。

4. 抗血小板　阿司匹林肠溶片 100 mg p.o. q.d.（d4-9,8:00）。

5. 改善循环　0.9%氯化钠注射液 250 mL+银杏达莫注射液 20 mL iv.gtt q.d.（d3-8）。

6. 控制心率　琥珀酸美托洛尔缓释片 47.5 mg p.o. q.d.（d1）、47.5 mg p.o. b.i.d.（d2-9）。

【药师记录】

入院第 2 天：仍有阵发性胸闷不适，心电图提示心率过快，调整琥珀酸美托洛尔缓释片至 47.5 mg p.o. b.i.d.。

入院第 3 天：仍有阵发性胸闷不适，左甲状腺素钠片减量至 75 μg p.o. q.d.；骨密度提示骨量减少，加用钙尔奇 D_3 片 0.6 g p.o. q.d.、骨化三醇胶囊 0.25 μg p.o. q.n.补钙；B 超提示动脉硬斑形成，加用阿托伐他汀片 20 mg p.o. q.n.抗动脉硬化、银杏达莫注射液 20 mL+0.9%氯化钠注射液 250 mL iv.gtt q.d.改善循环。

入院第 5 天：胸闷较前好转，进一步调整左甲状腺素钠片剂量至 75 μg q.o.d.、62.5 μg q.o.d.，加用阿司匹林肠溶片 100 mg p.o. q.n.抗血小板。

入院第 9 天：患者病情稳定，胸闷、气促、头晕症状较前明显好转，心率 80 次/分，予以出院。

出院带药：左甲状腺素钠片 75 μg p.o. q.o.d.、62.5 μg p.o. q.o.d.；琥珀酸美托洛尔缓释片 47.5 mg p.o. b.i.d.；碳酸钙 D_3 片 0.6 g p.o. q.d.；骨化三醇胶囊 0.25 μg p.o. q.n.；阿司匹林肠溶片 100 mg p.o. q.n.；阿托伐他汀钙片 20 mg p.o. q.n.。

（二）案例分析

【TSH 抑制治疗】

患者 64 岁，绝经后女性，2 年前行右侧甲状腺乳头状癌根治术，现处于随访期，服用左甲状腺素钠片 75 μg q.o.d.、87.5 μg q.o.d.，出现心率过快、反复胸闷，伴气促、头晕，入院后甲状腺功能检查示 TSH 0.04 μIU/mL，FT_3 6.87 pmol/L。

临床药师观点：根据《甲状腺结节和分化型甲状腺癌诊治指南》（2013 版），TSH 控制目标应根据分化型甲状腺癌（DTC）复发危险度分层及 TSH 抑制治疗的不良反应风险分层来综合考虑。根据患者病史，病理提示未见淋巴结转移，其 DTC 复发危险度应为低危；患者心血管疾病风险高（胸闷、气促，女性≥55 岁，血脂异常，动脉粥样硬化），绝经后，TSH 抑制治疗的不良反应风险应为高中危；DTC 术后 2 年，处于随访期，TSH 控制目标应为 1.0～2.0 μIU/mL，逐步减少左甲状腺素钠片的剂量符合患者目前治疗要求。此处治疗用药有 2 处不妥：① 左甲状腺素钠片早上 8 点服用即餐后服用，建议早餐前 1 h 空腹顿服，以免食物影响其吸收和代谢；② 左甲状腺素钠片与碳酸钙 D_3 片同时服用，建议两者间隔 2 h，以免降低甲状腺素钠片的作用。

【抗骨质疏松治疗】

患者骨密度提示骨量减少，且有骨质疏松的危险因素如女性绝经、TSH 长期抑制等，需考虑给予药物治疗。

临床药师观点：绝经后妇女每日应补充钙量 500～600 mg，活性维生素 D 的常用剂量为 0.25～0.5 μg/d，因此给予碳酸钙 D_3 片 0.6 g p.o. q.d.、骨化三醇胶囊剂 0.25 μg p.o. q.n.减缓骨的丢失，改善骨矿化。必要时，还可考虑联用其他抗骨质疏松药物。另外，患者出现绝经相关症状,根据中国《绝经期管理与激素补充治疗临床应用指南》(2012 版)和《绝经激素治疗全球共识声明》(2013 年),结合《原发性骨质疏松症诊治指南》(2017 年),如需联用其他抗骨质疏松药物可考虑给予雌激素类药物替勃龙。需要注意的是,如给予雌激素替代治疗,左甲状腺素钠片可能需要增加剂量。

【抗动脉粥样硬化治疗】

患者入院后完善相关血脂、心脏和血管 B 超等检查,提示血脂异常及动脉粥样硬化。

临床药师观点:长期 TSH 抑制治疗可加重心脏负荷和心肌缺血(老年者尤甚),引发或加重心律失常(特别是房颤),引起静息心动过速、心肌重量增加、平均动脉压增大、舒张和(或)收缩功能失调等,甚至导致患者心血管病相关事件住院和死亡风险增高。给予患者阿托伐他汀钙 20 mg p.o. q.n.调脂稳斑,琥珀酸美托洛尔缓释片 47.5 mg p.o. b.i.d.控制心率、减少心肌耗氧量,以及阿司匹林肠溶片 0.1 g p.o. q.d.作为心血管疾病的一级预防。

(三)药学监护要点

(1)每 4 周测定 TSH,TSH 控制目标为 1.0~2.0 μIU/mL。门诊调整左甲状腺素钠片用量,达标后 1 年内每 2~3 个月、2 年后每 3~6 个月、5 年后每 6~12 个月复查甲状腺功能,以确定 TSH 维持在目标范围。

(2)左甲状腺素钠片一般早餐前 60 min 服用;与碳酸钙及含钙药物合用需间隔 2 h;与奶、豆类食品合用需间隔 4 h 以上。

(3)琥珀酸美托洛尔缓释片可减慢心率,降低心脏负荷。服用时不能咀嚼或压碎。用药过程中应监测患者心率、血压。

(4)碳酸钙 D$_3$ 片和骨化三醇胶囊联用可延缓骨量丢失,减少骨折风险。用药过程中避免脱水,保持适当的水摄入量。注意血钙、尿钙和尿酸水平,注意减少结石的风险。

(5)阿托伐他汀钙片为调脂稳斑药,建议坚持服用。服药期间如出现恶心、呕吐、肌肉疼痛或肌肉无力等现象,需立即停药,并至医院就诊。用药期间注意监测肝功能、肾功能。

（6）阿司匹林肠溶片为抗血小板药，可有效预防包括脑卒中（中风）、心肌梗死在内的心脑血管疾病的发生，需要长期服用。治疗期间定期监测粪便常规及进行隐血试验。密切观察有无皮下瘀血、胃肠道出血、血尿和黑便等症状的发生。

案例二

（一）案例回顾

患者，女性，28岁，身高170 cm，体重100 kg，体重指数34.6 kg/m^2。

【主诉】

发现血糖升高4个月，停经42 d。

【现病史】

患者4个月前出现外阴瘙痒，在当地医院就诊后测空腹血糖为10.8 mmol/L，未测餐后血糖，诊断为"糖尿病"，给予盐酸二甲双胍片0.25 g p.o. t.i.d.降糖治疗。3个月前测空腹血糖为9.6 mmol/L，继续服药。2个月前测空腹血糖为8.0 mmol/L，给予格列齐特片80 mg p.o. b.i.d.、盐酸二甲双胍片0.25 g p.o. p.r.n.。微量法血糖自测空腹血糖在7~10 mmol/L，餐后血糖在5~7 mmol/L。1周前月经仍未来潮，自觉下腹部隐痛，自查尿妊娠试验阳性，在当地医院门诊测尿HCG阳性，血HCG 1 448 mIU/L，给予黄体酮胶丸口服。为进一步调整血糖而住院。

患者自发病以来胃纳正常，体重无明显变化，夜间睡眠可，其余情况无特殊。

【既往史】

患者1年前出现右下肢疖，予切开引流后伤口愈合差。患者有"慢性胃炎"病史多年，间断性上腹部不适。

【社会史、家族史、过敏史】

无烟、酒、药物等不良嗜好。14岁初潮，30 d为一周期，每次持续6 d，末次月经时间为2014年12月17日。平素月经规律，量中，无痛经,否认阴道不规则出血史。已婚未育,G2P0,家人体健。2013 年 5 月自然流产,当时停经 47 d。

【体格检查】

T 36.5℃,P 82 次/分,R 20 次/分,BP 120/85 mmHg。神志清楚,精神尚可,体型肥胖。心肺腹部无特殊。双侧足背动脉搏动可,双下肢无水肿。双侧面部、躯干部、肢体轻触觉、针刺觉、温度觉、振动觉、位置觉正常。四肢肌张力正常,肌力 V 级。双膝反射(++),双巴氏征(-)。

【实验室检查及其他辅助检查】

1. 实验室检查

(1)糖尿病相关:正常餐试验结果示 GLU(空腹)6.55 mmol/L,GLU(1 h)12.98 mmol/L(↑),GLU(2 h)12.73 mmol/L(↑);C 肽(空腹)1 059 pmol/L,C 肽(1 h)1 714 pmol/L,C 肽(2 h)2 247 pmol/L。HbA1c 7.2%(↑)。

(2)血脂:LDL－C 2.75 mmol/L,TG 1.20 mmol/L,TC 4.30 mmol/L,HDL－C 1.22 mmol/L。

(3)尿系列蛋白:U－Tf 3.65 mg/L,UMA 67.50 mg/L(↑),U－RBP 0.90 mg/L,UACR 37.64 μg/mg(↑),余正常。

(4)甲状腺激素:TSH 5.29 μIU/mL(↑),余正常。

(5)性激素:PRL 39.44 ng/mL(↑),余正常。

(6)骨代谢常规:25－(OH)－维生素 D 33.28 nmol/L(↓),余正常。

(7)β－HCG:>10 000.00 mIU/mL(↑)。

(8)血常规、肝肾功能、心肌酶谱、血电解质未见明显异常。

2. 其他辅助检查

(1)B 超:脂肪肝,甲状腺实质回声欠均匀。

(2)阴超:早孕 46 d。

【诊断】

(1)糖尿病合并妊娠。

（2）慢性胃炎。

（3）亚临床甲减。

【用药记录】

1. 降糖　人胰岛素注射液：早 18 U、中 6 U、晚 8 U i.h. (d1-3)，早 18 U、中 4 U、晚 8 U i.h. (d4-6)，早 20 U、中 2 U、晚 10 U i.h. (d7-9)，早 22 U、中 2 U、晚 10 U i.h. (d10-12)；地特胰岛素注射液 20 U i.h. (d1-6)，22 U i.h. (d7-12)；盐酸二甲双胍片 0.5 g p.o. t.i.d. (d2-6)，0.5 g p.o. b.i.d. (d7-12)。

2. 补充甲状腺素　左甲状腺素钠片 50 μg p.o. q.d. (d4-12)。

【药师记录】

入院第 1 天：予以人胰岛素注射液，早 18 U、中 6 U、晚 8 U i.h. 联合地特胰岛素注射液 20 U i.h. q.n.控制血糖。

入院第 2 天：患者血糖控制欠佳，结合患者体型肥胖及有自然流产史等，予以盐酸二甲双胍片 500 mg p.o. t.i.d.联合降糖治疗。

入院第 4 天：甲状腺常规提示亚临床甲减，考虑患者现处于早孕状态，予以加用左甲状腺素钠片 50 μg p.o. q.d.替代治疗。

入院第 7 天：患者昨日出现腹部不适伴腹泻，减少盐酸二甲双胍片剂量至 500 mg p.o. b.i.d.。

入院第 9 天：患者无腹部不适症状，无腹泻。

入院第 12 天：患者一般情况可，无特殊不适。

出院带药：左甲状腺素钠片 50 μg p.o. q.d.；盐酸二甲双胍片 500 mg p.o. b.i.d.；人胰岛素注射液早餐前 22 U、中餐前 2 U、晚餐前 10 U i.h.；地特胰岛素注射液 22 U i.h. q.n.。

（二）案例分析

【亚临床甲减的替代治疗】

患者 TSH 5.29 μIU/mL、TT_4 121.35 nmol/L、TPOAb 阴性，提示妊娠期亚临床甲减。

临床药师观点：亚临床甲减除导致血脂代谢异常、动脉粥样硬化及发展为临床甲减外，妊娠期亚临床甲减还可影响后代的智力。根据《成人甲状腺功能减退症诊治指南》(2017年),妊娠期亚临床甲减妇女,TSH>正常参考范围上限,不考虑TPOAb是否阳性,都应开始使用L-T₄治疗,L-T₄不透过胎盘屏障,对胎儿无任何毒性效应。妊娠期亚临床甲减的治疗剂量根据TSH水平决定:TSH>妊娠特异参考值上限,L-T₄的起始剂量为50 μg/d;TSH>8.0 μIU/mL,L-T₄的起始剂量为75 μg/d;TSH>10 μIU/mL,L-T₄的起始剂量为100 μg/d。该患者TSH 5.29 μIU/mL>妊娠特异参考上限,故起始剂量为50 μg/d,药物剂量选择合理。

【降糖治疗】

患者28岁,女,孕前3个月发现血糖升高,现停经42 d,尿妊娠试验阳性,糖尿病合并妊娠诊断明确。

临床药师观点:根据2017年美国糖尿病学会(ADA)《糖尿病诊疗标准》,糖尿病合并妊娠的血糖控制目标应为空腹血糖<5.3 mmol/L,餐后1 h血糖<7.8 mmol/L,餐后2 h血糖<6.7 mmol/L,糖化血红蛋白控制在6%~6.5%,为防止低血糖可放宽至7%。该患者入院前服用口服降糖药物,但空腹血糖和糖化血红蛋白均未达标,故改用胰岛素治疗。结合该患者病情,采用人胰岛素三餐前皮下注射联合地特胰岛素睡前皮下注射的强化治疗方案控制血糖。考虑到患者体型肥胖,有自然流产史,胰岛素使用剂量较大,在知情同意的基础上,联用二甲双胍。该药可透过胎盘屏障,但妊娠早期应用对胎儿无致畸性。联合用药合理。患者在用药期间出现腹部不适伴腹泻,通过减少药物剂量减缓药物不良反应,处置措施得当。

(三)药学监护要点

(1)糖尿病合并妊娠首选胰岛素治疗。人胰岛素餐前30 min注射;地特胰岛素一般睡前注射。注射人胰岛素后,需按时进餐。

(2)胰岛素注射液开始使用前,应储存于2~8℃,不得冷冻,不能放置过热或阳光直射的地方。开始使用后,可储存于室温,不得冷藏,开封后使用时间不宜超过40 d。

（3）注意监测血糖，每日监测血糖 2~4 次，主要包括空腹、睡前血糖，必要时测餐后血糖；每 2~3 个月门诊查糖化血红蛋白。一旦出现心慌、手抖、头晕、出汗等低血糖症状，应尽快口服饼干、巧克力等含糖量高的食物，有条件的可先测血糖。用药期间注意避免进食量过少，或大运动量后没有补充足够的热量等情况，这些都会增加发生低血糖的风险。

（4）二甲双胍治疗期间应关注患者肾功能的变化情况及是否出现胃肠道不适症状。

（5）左甲状腺素钠为妊娠期亚临床甲减的首选药物。该药早餐前 60 min 服用，如出现心率加快、心悸、失眠、多汗等症状，应及时至门诊就诊。每 4 周监测一次血清 TSH 和 FT_4/TT_4，TSH 治疗目标为妊娠早期 0.1~2.5 μIU/mL、妊娠中期 0.2~3.0 μIU/mL、妊娠晚期 0.3~3.0 μIU/mL，根据 TSH 水平变化调整药物剂量。产后可停用左甲状腺素钠，需在产后 6 周复查甲状腺功能及抗体各项指标。

案例三

（一）案例回顾

患者，女性，15 岁，身高 161 cm，体重 58 kg，体重指数 22.38 kg/m²。

【主诉】

右侧大腿处疼痛 7 d，局部硬块肿胀、皮温增高 3 d。

【现病史】

患者 7 d 前无明显诱因出现右侧大腿处疼痛，为腘窝上方 2~3 cm 处，行走时加重。4 d 前门诊查果糖胺 3.28 mmol/L，GLU 12.8 mmol/L，ESR 40 mm/h，HbA1c 13.7%，尿常规示 U-Pro（+），GLU（++）；甲状腺功能示 FT_3 4.36 pmol/L，FT_4 14.91 pmol/L，TSH 4.36 μIU/mL。3 d 前感症状加重，腘窝上可触及一 4 cm×5 cm 大小硬块，硬块皮温升高，今为进一步治疗收入院。病程中，患者精神、食欲、睡眠一般，大小便正常。

患者 7 年前因全身乏力发现血糖升高,无口干、多饮、多尿等症状,于当地医院诊断为"1 型糖尿病",目前予以门冬胰岛素注射液胰岛素泵泵入(基础量 30.2 U,餐前大剂量 12 U)控制血糖,血糖控制尚可。甲状腺功能减退病史 5 年余,平素服用左甲状腺素钠片 100 μg q.d.。

【既往史】

否认肝炎、高血压等慢性疾病。

【社会史、家族史、过敏史】

无烟酒、药物等不良嗜好。9 岁初潮,30 d 为一周期,每次持续 3~4 d,末次月经时间为 2017 年 7 月 26 日。月经规律,未婚未孕。

【体格检查】

T 37℃,P 106 次/分,R 22 次/分,BP 130/90 mmHg,神志清楚,精神尚可。咽部充血,扁桃体无肿大。颈软,甲状腺无肿大,质软,无压痛及结节。呼吸音粗,呼出气体未闻及烂苹果味。右下肢腘窝上三指处有一 4 cm×5 cm 大小硬块,质硬,界线清楚,活动度一般,轻度压痛,皮温升高。

【实验室检查及其他辅助检查】

1. 实验室检查

(1)尿常规:D3HB(++),Pro(+),GLU(++)。

(2)生化及血脂检查:GLU 16 mmol/L(↑),Cr 33.2 μmol/L(↓),TC 5.46 mmol/L(↑),LDL－C 4.11 mmol/L(↑),余正常。

(3)CRP 34 mg/L(↑),PCT 0.05 ng/mL。

(4)一般细菌培养及鉴定、真菌培养及鉴定:阴性。细菌内毒素:0.03 EU/mL。

(5)C 肽释放试验:C 肽(空腹)0.07 ng/mL(↓),C 肽(2 h)0.1 ng/mL(↓)。

(6)尿生化:UCR 7 439 μmol/24 h,UMA 72.05 mg/L(↑),U－Pro 0.13 g/24 h,UACR 9.69 mg/mmol。

(7)血常规、心肌酶谱、血电解质未见明显异常。

2. 其他辅助检查

（1）体表包块彩超：右侧大腿"包块处"异常所见——请结合临床，炎性感染病灶？

（2）双下肢动脉血管彩超：未见明显异常。

（3）腹部彩超：未见明显异常。

【诊断】

（1）丹毒。

（2）1型糖尿病。

（3）糖尿病性视网膜病变。

（4）糖尿病性肾病Ⅲ期可能。

（5）黄斑水肿。

（6）甲状腺功能减退。

【用药记录】

1. 抗感染　注射用哌拉西林钠他唑巴坦钠 4.5 g iv.gtt q8h. (d1－15)。

2. 降糖　胰岛素泵持续皮下注射门冬胰岛素，基础率30.2 U/d (d1－2)、基础率 35 U/d(d2－3)、基础率 38.8 U/d(d3－4)、基础率40.2 U/d(d4－5)、基础率 50.8 U/d(d5－6)、基础率 52.6 U/d(d6－7)、基础率 54.3 U/d(d7－12)、基础率 44 U/d(d12－13)、基础率42 U(d13－14)、基础率 34 U/d(d14－16)、基础率 31.6 U(d16)，餐前大剂量 12 U(d1－2)、餐前大剂量 14 U(d2－7)、餐前大剂量 13 U(d7－12)、餐前大剂量 8 U(d12－13)、餐前大剂量 7 U(d13－16)、餐前大剂量 6 U(d16)；阿卡波糖片 50 mg p.o. t.i.d. (d5－16)；盐酸二甲双胍片 500 mg p.o. b.i.d.(d7－11)、盐酸二甲双胍片 1000 mg p.o. b.i.d.(d11－16)。

3. 补充甲状腺素　左甲状腺素钠片 112.5 µg p.o. q.d. (d1－16)。

4. 抗炎　塞来昔布胶囊 0.2 g p.o. q.d.(d3－6)。

【药师记录】

入院第 1 天：予以哌拉西林钠他唑巴坦钠经验性抗感染治疗，结合 1 型糖尿病病史，予以胰岛素泵控制血糖，根据血糖监测结果调整胰岛素剂量；结合甲减病史，予以左甲状腺素钠片替代治疗。

入院第 3 天：右腘窝肿块触痛明显，予以塞来昔布胶囊对症处理。

入院第 5 天：予以阿卡波糖片联合胰岛素控制餐后血糖。

入院第 7 天：在原有降糖方案的基础上联合盐酸二甲双胍片 500 mg p.o. b.i.d.控制血糖。

入院第 11 天：将降糖方案中的盐酸二甲双胍片剂量调整至 1000 mg p.o. b.i.d.控制血糖。

出院带药：胰岛素泵基础率 31.4 U/d，三餐前大剂量 6 U；阿卡波糖片 50 mg p.o. t.i.d.；盐酸二甲双胍片 1.0 g p.o. b.i.d.；左甲状腺素钠 112.5 μg p.o. q.d.；头孢氨苄缓释片 0.5 g p.o. t.i.d.。

（二）案例分析

【抗感染治疗】

患者患有 1 型糖尿病，数天前局部皮肤出现硬块，皮温增高，触痛明显，诊断为丹毒。

临床药师观点：根据《抗菌药物临床应用指导原则》（2015 年），首选治疗药物为青霉素类，如青霉素、阿莫西林，可选药物为第一代头孢菌素、红霉素、克林霉素、阿莫西林克拉维酸钾、头孢曲松等。患者既往血糖控制尚可，感染以局部为主，入院前未予以抗菌药物治疗，入院后直接选用抗铜绿假单胞菌的广谱青霉素类药物哌拉西林钠他唑巴坦钠抗感染治疗不适宜，建议选用青霉素或阿莫西林克拉维酸钾。

【降糖治疗】

患者为青春期 1 型糖尿病患者。

临床药师观点：患者为 1 型糖尿病患者，予以胰岛素强化治疗。青春期 1 型糖尿病患者的血糖控制目标：HbA1c<7.5%，空腹或餐前血

糖5~8 mmol/L,餐后血糖5~10 mmol/L,睡前血糖6.7~10 mmol/L,凌晨血糖4.5~9 mmol/L。青春期患者对胰岛素的需求量大幅升高,可超过$1.0 U/(kg \cdot d)$。考虑患者餐后血糖偏高(11~20 mmol/L),且餐前大剂量已达14 U,为减少餐前胰岛素剂量,联合阿卡波糖控制餐后血糖。患者入院后数次调整基础率(>50 U/d),空腹血糖仍未达标(12~14 mmol/L),为减少基础胰岛素用量,加用二甲双胍控制血糖,并逐步增加至最佳有效剂量。降糖方案的调整合理。

【甲减的替代治疗】

1型糖尿病的发病机制和自身免疫的因素关系密切,患者常伴有其他多种自身免疫性疾病,如原发性甲状腺功能减退症。

临床药师观点:该患者入院前甲状腺功能提示 TSH 仍未达标,入院后加大了左甲状腺素钠的剂量。另外,左甲状腺素钠可降低降糖药物的降糖效应,故胰岛素和口服降糖药物的剂量也相应调整。

(三)用药监护要点

(1)注意监测血糖的变化情况,尤其是有无低血糖的发生。低血糖处理:嘱患者自备糖块或饼干,若出现心慌、手抖、出汗、饥饿不适等症状时,及时监测血糖,自行补充缓解症状。

(2)抗菌药物治疗期间注意监测血常规、凝血功能及肝肾功能。

(3)胰岛素泵使用期间注意观察注射部位是否出现瘙痒、红肿、皮下硬结、皮下脂肪增生或萎缩等;使用二甲双胍时是否有胃肠道不适症状;使用阿卡波糖时是否出现胀气、腹痛等;使用左甲状腺素钠期间是否出现胸闷、气急等;使用头孢氨苄期间应提醒患者勿服用任何含有乙醇的药物、食物或饮料,如酒心巧克力等。

(4)每4周测定 TSH,根据 TSH 及 FT_4 调整左甲状腺素钠用量,达标后至少每6~12个月复查1次 TSH 及 FT_4。

（5）左甲状腺素钠片首选早餐前 60 min 服用，与其他药物和食物服用间隔应当在 4 h 以上。

案例四

（一）案例回顾

患者，女性，62 岁，身高 155 cm，体重 50 kg，体重指数 20.81 kg/m^2。

【主诉】

碘治疗后甲状腺功能减退 3 年。

【现病史】

患者 3 年前因"甲亢"行同位素碘治疗，之后定期复查甲状腺功能，提示甲减，无乏力、纳差、恶心、呕吐，无胸闷、气急等，体重无明显变化，当时予以左甲状腺素钠片 75 μg p.o. q.d.，后患者自行调整为 50 μg p.o. q.d.。7 月 18 日外院复查甲功示 FT$_3$ 3.9 pmol/L、FT$_4$ 0.79 pmol/L、TSH 24.84 μIU/mL；肝功能示 ALT 228 U/L、AST 98.6 U/L；肝炎全套阴性；腹部彩超未见明显异常，为进一步诊治收入院。

病程中患者精神、食欲、睡眠一般，大小便正常。

【既往史】

既往有支气管哮喘 10 年。

【社会史、家族史、过敏史】

无不良嗜好。12 岁初潮，30 d 为一周期，持续时间为 7 d，55 岁绝经。孕 1 顺产 1，育有 1 子，配偶及子女均体健。否认家族性遗传病史。无药物过敏史。

【体格检查】

T 36.2℃，P 88 次/分，R 20 次/分，BP 120/80 mmHg，神志清楚，发育正常。全身皮肤黏膜无黄染及出血点。巩膜无黄染。颈软，甲状腺无肿大，质软，无压痛及结节。双肺叩诊呈清音，双肺可闻及哮鸣音。心前区无隆起，心率 88 次/分，律齐。双下肢无水肿。四肢肌力正常。

【实验室检查及其他辅助检查】

1. 实验室检查

（1）甲状腺相关抗体：TgAb 1 087 IU/mL（↑），TPOAb 28.03 IU/mL，TRAb 8 IU/L（↑）。

（2）尿常规：WBC（+）。

（3）肝肾功能：Cr 60.1 μmol/L；ALT 153.5 U/L（↑），AST 72.3 U/L（↑）。肝功能（复查）：ALT 52.6 U/L（↑），AST 55 U/L（↑）。

（4）痰培养：鲍曼不动杆菌，对氨苄西林钠舒巴坦钠、环丙沙星、头孢吡肟、庆大霉素、亚胺培南、左氧氟沙星、复方新诺明、头孢他啶、妥布霉素、哌拉西林钠他唑巴坦钠敏感；对氨曲南、头孢曲松、头孢噻肟中介（敏感性程度分为：敏感、中介耐药）；对氨苄西林、头孢替坦、头孢唑林、呋喃妥因耐药。

（5）血常规、血糖、血脂、心肌酶谱、血电解质未见明显异常。

2. 其他辅助检查

（1）胸部 CT 平扫：右肺中上叶、左肺上叶炎症，右肺中叶少许支气管扩张待排。

（2）甲状腺 B 超：双叶甲状腺实质回声改变（血供不丰富）。

【诊断】

（1）甲减。

（2）支气管哮喘。

（3）肺部感染。

（4）药物性肝功能异常。

【用药记录】

1. 补充甲状腺素　左甲状腺素钠片 75 μg p.o. q.d.（d1 - 11）。

2. 保肝　双环醇片 50 mg p.o. t.i.d.（d1 - 11）、0.9%氯化钠注射液 250 mL+异甘草酸镁注射液 100 mg iv.gtt q.d.（d1 - 11）。

3. 抗感染　0.9%氯化钠注射液 100 mL+注射用哌拉西林钠他唑巴坦钠 4.5 g iv.gtt q8h.（d6 - 11）。

4. 止咳、化痰、抗炎、平喘等　沙美特罗替卡松粉吸入剂 1 μg 经口腔吸入 b.i.d.(d4－11)、0.9%氯化钠注射液 100 mL+注射用盐酸氨溴索 30 mg iv.gtt q.d.(d5－11)、复方甘草片 3 片 p.o. t.i.d.(d5－11)、5%葡萄糖注射液 250 mL+氨茶碱注射液 250 mg iv.gtt q.d.(d8－11)、硫酸特布他林雾化液 5 mg+吸入用布地奈德混悬液 2 mg+0.9%氯化钠注射液 5 mL 经口腔吸入 q.d.(d8－11)。

【药师记录】

入院第 1 天：予左甲状腺素钠片替代治疗；予双环醇片联合异甘草酸镁护肝治疗。

入院第 4 天：结合患者哮喘病史，予沙美特罗替卡松粉吸入剂控制哮喘。

入院第 5 天：患者咳嗽咳痰，予复方甘草片、盐酸氨溴索止咳化痰。

入院第 6 天：患者活动后稍有气急，胸部 CT 示肺炎，予哌拉西林钠他唑巴坦钠 4.5 g iv.gtt q8h.抗感染治疗。

入院第 8 天：患者仍诉气喘，咳嗽咳痰较前好转，予氨茶碱平喘、特布他林联合布地奈德平喘治疗。

出院带药：左甲状腺素钠片 75 μg p.o. q.d.；头孢克洛缓释胶囊 0.5 g p.o. b.i.d.；双环醇片 50 mg p.o. t.i.d.；多索茶碱片 0.2 g p.o. b.i.d.；沙美特罗替卡松粉吸入剂 1 μg 经口腔吸入 b.i.d.。

（二）案例分析

【甲减的替代治疗】

[131]I 治疗甲亢后的主要并发症是甲减。

临床药师观点：患者发生甲减后，可以用 L－T_4 替代治疗，使患者的甲状腺功能维持正常。入院前辅助检查提示甲状腺功能减退，故调整 L－T_4 剂量至 75 μg/d。

【保肝治疗】

入院前辅助检查示 ALT>3 倍正常上限，提示肝功能受损，排除病毒性肝炎、脂肪肝、酒精性肝炎等病因，结合患者既往有长期服用中药的习惯,考虑可能为药物性肝损。

临床药师观点:予以双环醇联合异甘草酸镁护肝治疗,治疗期间避免使用可能加重肝功能损害的药物。

【抗感染治疗】

患者入院第 4 天胸部 CT 提示肺炎,第 5 天出现咳嗽咳痰,结合患者有支气管哮喘病史,长期使用沙美特罗替卡松粉吸入剂等药物,考虑有细菌感染。

临床药师观点:选择抗菌药物时应考虑覆盖常见致病菌如铜绿假单胞菌、大肠埃希菌、肺炎克雷伯菌等,故选择哌拉西林钠他唑巴坦钠 13.5 g/d 抗感染治疗(哌拉西林钠他唑巴坦钠仅在严重肝肾功能受损时才需要减量使用,一般推荐剂量为 13.5 g/d,分 3 次给药)。药敏结果与临床用药相符,且临床疗效明显,抗感染治疗方案安全、有效。

【平喘抗炎等对症处理】

患者活动后气急,考虑支气管哮喘急性发作,给予氨茶碱静脉滴注、特布他林联合布地奈德雾化等平喘抗炎治疗。

临床药师观点:左甲状腺素钠可增加茶碱的清除率,使茶碱的血药浓度和疗效下降,建议用药期间监测茶碱的血药浓度。吸入型糖皮质激素的周身作用小,对甲状腺激素的影响较小,故左甲状腺素钠的剂量无须调整。

(三) 用药监护要点

(1) 每 4 周测定 TSH 及 FT_4,根据 TSH 调整左甲状腺素钠用量,达标后至少需要每 6~12 个月复查 1 次 TSH 及 FT_4。

(2) 左甲状腺素钠片一般早餐前 60 min 服用。左甲状腺素钠与茶碱类药物联用时应监测茶碱的血药浓度,茶碱的有效血药浓度范围为 7~20 $\mu g/mL$。

(3) 肝功能受损时应尽量选择不经肝脏代谢和对肝脏毒性小的药物,结合药物肝脏清除程度选择用药,必要时加用保肝药物,并密切监测肝功能。

（4）哌拉西林钠他唑巴坦钠用药期间注意监测血常规、凝血功能及肝肾功能；使用头孢克洛期间应避免服用任何含有乙醇的药物、食物或饮料，以免出现双硫仑样反应。

（5）使用沙美特罗替卡松粉吸入剂或雾化给药后应注意漱口，漱口水勿吞下。

案例五

（一）案例回顾

患者，女性，47岁。

【主诉】

绝经、毛发稀疏8年，发现血肌酐升高1年，气急5 d。

【现病史】

患者8年前生产时大出血，无意识不清，随后出现毛发稀疏、绝经、食欲减退，并于1年前因胸闷在当地医院住院，发现Cr升高至约180 μmol/L，伴双下肢水肿，无恶心、呕吐，无少尿，经对症处理后双下肢水肿好转，但此后活动耐量明显下降。此次于5 d前无明显诱因出现双下肢水肿，并感全身乏力、气短，在当地医院输液治疗（具体不详），症状逐渐加重，1 d前出现意识障碍，发热，寒战，测体温最高达38.1℃，咳嗽、咳黄痰，并出现血压下降，无尿频、尿痛，为求进一步治疗，送入我院急诊科就诊，予以升压、氧疗等治疗后，因病情危重收入ICU住院。病程中，精神、饮食、睡眠较差，大便未见明显异常，小便量少。

【既往史】

否认"肝炎、结核"等传染病史，否认"高血压、糖尿病、冠心病"等慢性病史，否认外伤史，否认手术史，有输血史，预防接种史不详。

【社会史、家族史、过敏史】

无不良嗜好，对中药黄芪过敏。已婚已育，子女均体健。平素月经不规律，39岁绝经。

【体格检查】

T 37.2℃,P 104 次/分,R 23 次/分,BP 101/71 mmHg(多巴胺维持)。发育正常,营养中等,毛发稀疏,体型匀称,神志昏睡,被动体位,贫血貌,平车推入病房,查体不合作。全身皮肤黏膜无黄染,全身浅表淋巴结未触及肿大,未见明显皮疹及出血点;全身浅表淋巴结未触及肿大;头颅大小、形态正常,颜面部及眼睑水肿,压痛检查不合配;双侧瞳孔等大等圆,直径 2.5 mm,对光反应灵敏,外耳道无异常分泌物,乳突压痛检查不配合;鼻道通畅,鼻窦区压痛检查不配合;口唇发绀,咽无充血,双扁桃体无肿大及脓性分泌物;颈软,颈静脉无充盈,颈动脉无异常搏动,甲状腺无肿大;气管居中;胸廓对称,双侧呼吸动度检查无法配合,两肺触诊语颤检查不配合,叩诊略呈清音,语音共振检查不配合,双肺呼吸音减弱,双下肺可闻及湿啰音。心尖搏动位于第 5 肋间左锁骨中线内 0.5 cm 处,心率 104 次/分,心律齐,心音低钝遥远,各瓣膜听诊区未闻及病理性杂音;腹部平坦,未见肠型及蠕动波,腹肌软,压痛、反跳痛检查无法配合,未扪及包块,肝脾肋下未触及,腹部叩诊鼓音,肝、肾区叩击痛检查无法配合,无移动性浊音,肠鸣音减弱;脊柱呈生理弯曲,压痛检查无法配合;四肢无畸形,肌力检查无法配合,肌张力不高,双下肢无静脉曲张,膝关节以下轻度水肿;生理反射存在,病理反射未引出。

【实验室检查及其他辅助检查】

1. 实验室检查

(1) 特殊细菌涂片:革兰氏阳性球菌少,革兰氏阴性球菌少,革兰氏阴性杆菌少,真菌或假菌丝未见。一般细菌培养及鉴定:阴性。

(2) 血气分析(急诊):PCO_2 45.4 mmHg,PO_2 48.9 mmHg,HCO_3^- 26.4 mmol/L,CaO_2 7.1 mL/dL,SaO_2 86.0%。

(3) 心肌酶谱(急诊):Mb 555.70 ng/mL(↑),CK - MB 5.54 ng/mL。N 端脑利钠肽前体(急诊):307 pg/mL(↑)。

（4）凝血分析（急诊）：PT 15.50 s（↑），APTT 44.8 s，INR 1.54。凝血常规（d2）：PT 15.4 s（↑），APTT 45.4 s（↑），INR 1.57。

（5）相关激素检查（d2）：FT_3<0.4 pmol/L（↓），FT_4<0.3 pmol/L（↓），TSH 1.56 μIU/mL，PRL 0.57 ng/mL（↓），孕酮 0.03 ng/mL（↓），雌二醇<18.35 pmol/L（↓），促黄体生成素<0.1 IU/L（↓），促卵泡刺激素 0.51 IU/L（↓），睾酮<0.087 nmol/L（↓），血浆皮质醇 1360 nmol/L。

（6）生化检查：Cr 269.8 μmol/L（↑），ALB 32.4 g/L（↓），AST 112.7 U/L（↑），LDH 635 U/L（↑），CK 2 216 U/L（↑），GLU 13.3 mmol/L（↑），TC 6.72 mmol/L（↑），TG 4.96 mmol/L（↑），LDL-C 4.82 mmol/L（↑），Mg^{2+} 0.74 mmol/L，Na^+ 134.6 mmol/L（↓），Ca^{2+} 1.95 mmol/L（↓）（d2）。Cr 272.1 μmol/L（↑），ALB 29.34 g/L（↓），AST 83 U/L（↑），LDH 503 U/L（↑），CK 1 442 U/L（↑），GLU 10.6 mmol/L（↑），Mg^{2+} 0.73 mmol/L，P 0.22 mmol/L（↓）（d3）。Cr 286.8 μmol/L（↑），ALB 28.3 g/L，AST 69.1 U/L（↑），LDH 448 U/L（↑），CK 935 U/L（↑），Mg^{2+} 0.65 mmol/L，P 0.66 mmol/L（↓）（d4）。Cr 309.2 μmol/L（↑），ALB 33.2 g/L（↓），AST62 U/L（↑），LDH 474 U/L（↑），CK 403 U/L（↑），GLU 7.4 mmol/L，Mg^{2+} 0.59 mmol/L（d6）。

（7）血常规（急诊）：RBC $2.85×10^{12}$/L（↓），Hb 91 g/L（↓），PLT $87.0×10^9$/L（↓），WBC $12.7×10^9$/L（↑）（d1）。RBC $3.25×10^{12}$/L，Hb 98 g/L（↓），PLT $96×10^9$/L（↓），WBC $14.7×10^9$/L（↑），LYM% 15.3%（↓），NEUT $11.9×10^9$/L（↑），NEUT% 81%（↑）（d2）。RBC $2.3×10^{12}$/L（↓），Hb 71 g/L（↓），PLT $94×10^9$/L（↓），WBC $16×10^9$/L（↑），LYM% 9.8%（↓），NEUT $14.1×10^9$/L（↑），NEUT% 88.2%（↑）（d3）。RBC $2.14×10^{12}$/L（↓），Hb 64 g/L（↓），PLT $76×10^9$/L（↓），WBC $12×10^9$/L（↑），LYM% 12.8%（↓），NEUT $10.3×10^9$/L（↑），NEUT% 85.7%（↑）（d4）。RBC $2.8×10^{12}$/L（↓），Hb 80 g/L（↓），PLT $88×10^9$/L（↓），WBC$13.8×10^9$/L（↑），LYM% 13.4%（↓），NEUT $11.7×10^9$/L（↑），NEUT%

84.6%(↑)(d5)。

2. 其他辅助检查

（1）头颅 CT 平扫（急诊）：未见明显异常,建议 MRI 检查。

（2）胸部 CT：两肺炎症,双侧胸腔少量积液;心包中量积液。

（3）床边 B 超示：心包积液（少-中量）;餐后胆囊不增大;双肾小结石;膀胱腔内导尿管声像;肝、胆总管、脾、胰未见明显异常。

【诊断】

（1）产后垂体功能不全综合征（希恩综合征）。

（2）垂体危象。

（3）分布性休克。

（4）慢性肾功能不全。

（5）肺部感染。

（6）呼吸衰竭。

（7）心包积液。

（8）胸腔积液。

（9）低蛋白血症。

【用药记录】

1. 升压 0.9% 氯化钠注射液 32 mL +盐酸多巴胺注射液 180 mg 微泵泵入［14：30、17：50、22：50（d1）,03：45、08：30（d2）,11：00、23：00（d5）］;5%葡萄糖注射液 41 mL+重酒石酸去甲肾上腺素注射液 18 mg 微泵泵入 stat.（d2、d3、d4）。

2. 补充激素,发挥激素的生理作用 0.9% 氯化钠注射液 100 mL+氢化可的松注射液 200 mg iv.gtt stat.［16：00、23：55（d1）］、0.9%氯化钠注射液 100 mL+氢化可的松注射液 200 mg iv.gtt q8h.（d2、d3）、0.9%氯化钠注射液 100 mL+氢化可的松注射液 200 mg iv.gtt q12h.（d4-5）、0.9%氯化钠注射液 100 mL+氢化可的松注射液 100 mg iv.gtt q12h.（d6、d7）、0.9%氯化钠注射液 100 mL+氢化可的松注射液 50 mg iv.gtt q12h.（d8）;醋酸泼尼松片 10 mg p.o. 8：00（d9）、醋酸泼尼松片 5 mg p.o. 16：00（d9）;左甲状腺素钠片 25 μg

p.o. q.d.(d8-9)。

3. 补液支持 10%葡萄糖注射液 500 mL+胰岛素注射液 4 U+氯化钾注射液 1.5 g+10%氯化钠注射液 40 mL iv.gtt stat.(d1-5)。

4. 抑酸护胃 0.9%氯化钠注射液 100 mL+注射用奥美拉唑钠 40 mg iv.gtt stat.(d1、d6),0.9%氯化钠注射液 100 mL+注射用奥美拉唑钠 40 mg iv.gtt q12h.(d2、d3),0.9%氯化钠注射液 100 mL+注射用奥美拉唑钠 40 mg iv. gtt q.d.(d6-8);雷贝拉唑钠肠溶片 10 mg p.o. b.i.d.(d9)。

5. 纠正低蛋白 人血白蛋白注射液 20 g 微泵泵入 stat.(d1~5)。

6. 抗感染 0.9%氯化钠注射液 100 mL+注射用头孢哌酮钠舒巴坦钠 3 g iv.gtt stat.(14:30、23:00 d1)、0.9%氯化钠注射液 100 mL+注射用亚胺培南西司他丁钠 1 g iv.gtt q8h.(d2-9)。

7. 化痰 注射用盐酸氨溴索 30 mg i.v. q12h.(d2-9);复方甘草片 4 片 p.o. t.i.d.(d8-9)。

【药师记录】

入院第 1 天:患者因"神志昏睡、血氧饱和度低、血压低"入ICU。抢救措施为立即继续予以多巴胺维持血压,无创呼吸机辅助通气,给予氢化可的松补充激素、奥美拉唑护胃、头孢哌酮舒巴坦钠控制感染,以及补液和补充白蛋白等治疗。

入院第 2 天:患者神志昏睡,加用去甲肾上腺素小剂量升压、改用亚胺培南西司他丁钠控制感染、氨溴索化痰等处理。

入院第 4 天:患者仍神志昏睡,眼睑及颜面部轻度水肿,双下肺可闻及少许啰音,调整氢化可的松剂量至 200 mg q12h.。

入院第 6 天:患者神志昏睡,能自主进食,转入内分泌科继续治疗,调整氢化可的松剂量至 100 mg q12h.。

入院第 8 天:患者稍感乏力,神志清楚,双下肺可闻及少量湿啰音,加用左甲状腺素钠片,从小剂量 25 μg p.o. q.d.开始,继续减少氢化可的松剂量至 50 mg iv.gtt q12h.。

入院第 9 天：患者前夜间感烦躁,胡言乱语。查房时反应迟钝,精神饮食睡眠欠佳,膝关节以下轻度水肿,家属强烈要求出院,劝阻无效,予以自动出院。

出院带药：醋酸泼尼松片 10 mg(8:00)、5 mg(16:00) p.o.,左甲状腺素钠片 25 μg p.o. q.d.,头孢地尼胶囊 0.1 g p.o. t.i.d.,复方甘草片 4 片 p.o. t.i.d.,雷贝拉唑钠肠溶片 10 mg p.o. b.i.d.。

(二)案例分析

【激素补充治疗】

产后垂体功能不全综合征主要累及肾上腺皮质、甲状腺及性腺,导致其内分泌功能的减退,一般需予以激素替代治疗：① 糖皮质激素：原发性患者以氢化可的松为首选。无氢化可的松的口服制剂可选用醋酸泼尼松片。醋酸泼尼松片的生理替代剂量一般为 7.5 mg/d,8:00 前口服日剂量的 2/3,14:00~15:00 服日剂量的 1/3,症状明显时,日剂量可以翻倍,病情稳定后,日剂量可以减至生理剂量。② 甲状腺激素：原则上,应先补充足量糖皮质激素后再补充甲状腺激素,以避免甲状腺激素增加而导致肾上腺皮质功能进一步加重。③ 性腺激素：激素补充的先后顺序一般为糖皮质激素、甲状腺激素、性激素。小剂量雌性激素可兴奋下丘脑-垂体,促进促性腺激素的释放,对卵巢功能恢复、防止性器官过早萎缩有帮助。

临床药师观点：该患者存在垂体危象,故静脉滴注氢化可的松 200~300 mg,病情稳定后逐渐减量,8 d 后改为口服。口服糖皮质激素应尽可能模拟生理性激素分泌周期。该患者第 8 天夜间出现烦躁,考虑为氢化可的松引起的精神症状,应密切关注;及时调整激素用量及运用小剂量镇静剂,可使其精神障碍症状很快缓解。本患者在使用糖皮质激素一周后,病情稳定,从小剂量开始加用左甲状腺素钠 25 μg/d,一周后可加量至 50 μg/d。左甲状腺素钠的剂量调整应根据患者临床表现和 FT_4、TT_4 水平,不以 TSH 水平为监测目标。激素用法用量合理。有生育要求和绝经前妇女一般建议补充性激素,绝经后可根据患者对生活质量的要求及本人意愿适当补充。该患者今年 47 岁,39 岁绝经,无使用雌激素的禁忌证,但患者本人拒绝使用并要求出院,故暂未给予相应治疗。

【抗感染治疗】

患者入院时合并肺部感染、呼吸衰竭,及早有效地抗菌治疗能够明显改善患者的预后。

<u>临床药师观点</u>:考虑肾功能不全,计算 eGFR 为 23 mL/(min·1.73 m²),在此情况下,舒巴坦的日剂量不宜超过 2 g,故予以头孢哌酮舒巴坦钠 3 g iv.gtt q12h.控制感染。此处存在两个问题:① 该患者还合并肝功能不全(AST 值大于正常上限的 3 倍),头孢哌酮的日剂量不应超过 2 g;② 氢化可的松注射液的辅料含乙醇,与头孢哌酮可能产生双硫仑样反应。结合患者病情,抗菌药物更换为亚胺培南西司他丁钠 1 g iv.gtt q8h.,患者肺部感染症状逐渐好转,抗感染治疗有效,8 d 后行降阶梯治疗,予以头孢地尼胶囊口服。

【抑酸护胃】

患者入院时合并分布性休克、呼吸衰竭、慢性肾功能不全,存在应激性溃疡的高危因素,有药物预防的指征,PPI 制剂是预防应激性溃疡的首选药物。

<u>临床药师观点</u>:一般推荐在原发病发生后以标准剂量 PPI 静脉滴注,每 12 h 给药 1 次,至少连续 3 d,当患者病情稳定且可耐受肠内营养或已进食、临床症状开始好转或转入普通病房后,改为口服用药或逐渐停药。该患者 PPI 制剂的使用基本符合要求,用法用量合理。

(三)用药监护要点

(1)醋酸泼尼松片和左甲状腺素钠片需终身服用,应嘱患者坚持长期用药,勿自行停药。醋酸泼尼松的替代剂量,应结合患者的临床表现及尿皮质醇水平。用药过程中,当遇到应激情况如上呼吸道感染、拔牙等时,激素的用量可增加 1 倍,直至该病痊愈,一般 4~5 d 即可控制。左甲状腺素钠剂量调整应根据患者临床表现和 FT_4、TT_4 水平,不以 TSH 水平为监测目标。

(2) 激素替代治疗过程中,应注意监测血压、血糖、眼压、肝肾功能、血脂、血电解质、大便隐血、尿皮质醇、FT_4、TT_4 等,应定期随访糖耐量试验、眼科检查及骨密度等;注意观察患者是否出现体重增加、易出血倾向、创口愈合不良、骨折、肌无力、烦躁、谵妄等症状。

(3) 头孢地尼等头孢菌素可与乙醇产生双硫仑样反应,用药过程中应避免服用含有乙醇的饮料、食物或药物。

第三节　主要治疗药物

主要治疗药物

主要治疗药物见表4-1。

表 4－1 主要治疗药物

名称	适应证	用法用量	禁忌证	注意事项
左甲状腺素钠	1. 治疗非毒性的甲状腺肿 2. 甲状腺肿切除术后，预防甲状腺肿复发 3. 甲状腺功能减退的替代治疗 4. 抗甲状腺药物治疗甲亢时的辅助治疗 5. 甲状腺癌术后的抑制治疗	患者应于早餐前半小时，空腹将1日剂量1次性用适当液体（如半杯水）送服，个体日剂量应根据实验室检查及临床检查的结果来确定，一般原则如下： 1. 甲状腺肿（甲状腺功能正常者）：75~200 μg/d 2. 预防甲状腺切除术后甲状腺肿复发：75~200 μg/d 3. 成人甲状腺功能减退初始剂量25~50 μg/d，每2~4周增加25~50 μg，直至维持剂量100~200 μg/d 4. 儿童甲状腺功能减退初始剂量：12.5~50 μg/㎡体表面积 5. 甲状腺癌辅助治疗：50~100 μg/d 6. 抗甲亢切除术后：150~300 μg/d 7. 甲状腺抑制试验：200 μg/d	1. 对本品及其辅料高度敏感者 2. 未经治疗的肾上腺功能不足和垂体功能不足和甲状腺功能不全 3. 应用本品治疗从急性心肌梗死、急性心肌炎和急性全心炎时开始 4. 妊娠期间本品不用于与抗甲状腺药物联用治疗甲状腺功能亢进	1. 在开始应用甲状腺激素治疗前，应排除下列疾病或对这些疾病进行治疗：冠心病、心绞痛、动脉硬化、高血压、垂体功能不足、肾上腺功能不足和自主性高功能性甲状腺腺瘤 2. 对合并冠心病、心力衰竭或心动过速型的心律失常的患者必须对这些注意避免应用 $L-T_4$，引起的甲状腺激素水平的监测状，应经常对这些患者进行甲状腺激素水平的监测 3. 对于继发性甲减，在进行替代治疗之前必须确定其病因，必要时，应进行糖皮质激素的补充治疗 4. 如果怀疑有自主性高功能性甲状腺腺瘤，治疗开始前应进行 TRH 检查或得到其抑制闪烁扫描图 5. 对于患有甲减和骨质疏松症风险增加的绝经后的妇女，应避免超生理血清水平的 $L-T_4$，应注意密切监测其甲状腺功能 6. 只有在对甲亢进行抗甲状腺药物治疗时，可以应用本品进行伴随的补充治疗 7. 一旦确定了 $L-T_4$ 的治疗，在更换药品的情况下，建议根据患者临床反应和实验室检查的结果调整其剂量 8. 罕见的患有遗传性的半乳糖不耐受、Lapp 乳糖酶缺乏症或葡萄糖半乳糖吸收障碍的患者，不得服用 $L-T_4$

（续表）

名称	适应证	用法用量	禁忌证	注意事项
甲状腺素片	用于各种原因引起的甲减	由于本品 T_4、T_3 的含量及二者比例不恒定，在治疗中应根据临床症状及 T_4、T_3、TSH 检查调整剂量，一般原则如下： 1. 成人开始为每日 $10\sim20$ mg，逐渐增加剂量，维持量一般为每日 $40\sim120$ mg，少数患者需每日 160 mg 2. 婴儿及儿童完全替代量 1 岁以内 $8\sim15$ mg，$1\sim2$ 岁 $20\sim45$ mg，$2\sim7$ 岁 $45\sim60$ mg，7 岁以上 $60\sim120$ mg；开始剂量应为完全替代剂量的 $1/3$，逐渐加量	心绞痛、冠心病和快速型心律失常者禁用	1. 动脉硬化、心功能不全、糖尿病、高血压患者慎用 2. 对病程长、病情重的甲减或黏液性水肿患者使用时应谨慎小心，开始用小剂量，以后缓慢增加直至生理替代剂量 3. 伴有垂体前叶功能减退症或肾上腺皮质功能不全患者应先服用糖皮质激素，待肾上腺皮质功能恢复正常后再用 4. 可引起胎儿及婴儿甲状腺功能紊乱，应慎用

第四节 案 例 评 述

一、临床药学监护要点

（一）甲减的替代治疗

甲减主要分为临床甲减和亚临床甲减，主要替代治疗药物均为 $L-T_4$。

1. 适应证和禁忌证的审核 在开始应用 $L-T_4$ 替代治疗前，应先确定甲减的病因，明确患者的基础疾病，在排除禁忌后根据患者的个体情况予以 $L-T_4$ 治疗。临床甲减一般需要终身替代，偶有桥本甲状腺炎自发缓解的报道。重度亚临床甲减（$TSH \geqslant 10\ \mu IU/mL$）的患者主张给予 $L-T_4$ 治疗，治疗目标和方法和临床甲减一致。轻度亚临床甲减（$TSH < 10\ \mu IU/mL$）的患者，其治疗应根据患者的具体情况而定：成年患者，如伴甲减症状、TPOAb 阳性、血脂异常或动脉粥样硬化性疾病，应予以 $L-T_4$ 治疗；70 岁以上的老年患者治疗的临床获益存在不确定性，应综合评估，谨慎选择；妊娠期患者应进行 $L-T_4$ 补充治疗，治疗目标是使 TSH 恢复到妊娠期特异参考值范围内，如妊娠期诊断亚临床甲减时孕妇的 $TSH < 5\ \mu IU/mL$ 且 TPOAb 阴性，分娩后可停用 $L-T_4$，并于 6 周后复查甲状腺功能；儿童 TSH 在 $5 \sim 10\ \mu IU/mL$ 时，通常不推荐治疗，但新生儿出生 1 个月后 TSH（$> 5\ \mu IU/mL$）未恢复正常者，需采取 $L-T_4$ 补充治疗直至 3 岁，3 岁以上甲状腺自身抗体阳性的儿童，需定期检测血清 TSH 和 TPOAb 水平，治疗目标推荐维持 T_4 水平波动于正常范围中到上限,TSH 正常范围中到下限,最好介于 $0.5\sim2$ μIU/mL;黏液性水肿昏迷的患者在治疗上除给予 $L-T_4$ 外,有条件时还需静脉注射 $L-T_3$。

2. 服药时间 $L-T_4$ 主要在小肠上部吸收。研究表明,不同服药时间对吸收的影响不同,早餐前 60 min 服药最优,睡前次优,早餐前 30 min 次之,餐时最差。由此可见,空腹条件下胃内酸性状态对其吸收至关重要。对于不能早餐前 60 min 服药的患者,睡前服药也是不错的选择。对于非妊娠、无甲状腺癌及心脏疾病等需要控制 TSH 在特定目标的患者,为提高用药依从性,也有学者建议可在早餐时服药。由于分次给药既不能增加治疗效果,又不利于提高用药依从性,因此,$L-T_4$ 仍提倡每日 1 次给药。偶尔漏服,可将漏服的剂量在发现的当天补齐。

3. 服药剂量 $L-T_4$ 的治疗剂量取决于患者的病情、年龄、体重,需要个体化给药。成人甲减患者的替代剂量为 $50\sim200$ μg/d,平均 125 μg/d。按体重计算,成人剂量为 $1.6\sim1.8$ μg/(kg·d);儿童需要的剂量较高,约 2.0 μg/(kg·d);老年人需要的剂量偏低,约 1.0 μg/(kg·d);妊娠期患者的替代剂量需增加 $30\%\sim50\%$;甲状腺癌术后的患者约 2.2 μg/(kg·d)。起始剂量和达到完全替代剂量所需时间应根据患者的年龄、体重和心功能状态确定:<50 岁、既往无心脏病史的患者可尽快达标;>50 岁的患者服用 $L-T_4$ 前应常规检查心功能状态,可从 $25\sim50$ μg/d 起步,每 $1\sim2$ 周复查,每次增加 25 μg,直至达标。

4. 合并用药 ① 干扰 $L-T_4$ 吸收的药物:药用炭和胆汁螯合剂考来烯胺、考来替泊等,可在胃肠道吸附 $L-T_4$,妨碍其吸收;含铝、铁、钙等高价阳离子的药物如硫糖铝、氢氧化铝、碳酸钙、硫酸亚铁等可在肠道与 $L-T_4$ 形成不溶性络合物,影响其吸收;H_2 受体拮抗剂和质子泵抑制剂抑制胃酸分泌,使胃内 pH 升高,可加速甲状腺激素在胃肠道的释放,干扰其吸收;另外,患乳糜症、肝硬化、吸收障碍综合征等疾病和服用葡萄柚、黄豆类食物、浓咖啡及高纤维饮食等均可干扰 L-T$_4$ 的吸收,导致 L-T$_4$ 浓度下降,降低疗效。② 影响 L-T$_4$ 清除的药物:雌激素、美沙酮、氟尿嘧啶、二醋吗啡、他莫昔芬、雷洛昔芬等均可增加 L-T$_4$ 的蛋白结合率,导致消除延缓;苯巴比妥、苯妥英钠、卡马西平、利福平、异烟肼、洛伐他汀、胺碘酮、舍曲林、氯喹等可加快 L-T$_4$ 的清除。当 L-T$_4$ 与这些影响其吸收、清除的药物和食物合用时,应间隔 4 h 以上。③ L-T$_4$ 对其他药物的影响:L-T$_4$ 可取代华法林等香豆素类抗凝药与血浆蛋白的结合,增强其抗凝作用,应定期监测 INR;L-T$_4$ 可降低地高辛等强心苷类药物的血药浓度,减弱其治疗效果,建议两者合用时,可适当增加地高辛剂量,监测其血药浓度;另外,L-T$_4$ 可促进糖原分解和促进肠道对糖的吸收,导致糖尿病患者血糖升高,建议合用 L-T$_4$ 的糖尿病患者监测血糖,如有必要,可适当调整降糖药物的剂量。

5. 不良反应监测　服用 L-T$_4$ 最常见的不良反应多发生在治疗初期或剂量增加过快时,主要表现为甲亢的临床症状,如心动过速、心悸、震颤、多汗、潮红、体重减轻等。长期超生理剂量,可诱发心血管疾病、骨质疏松、癫痫、重症肌无力、继发性甲亢等,通常在减量或停药数日后症状可适当缓解。

6. 治疗监测指标　治疗初期,每间隔 4~6 周测定血清 TSH 及 FT$_4$,根据 TSH 及 FT$_4$ 水平调整 L-T$_4$ 剂量,直至达到治疗目标。达标后,至少需要每 6~12 个月复查 1 次上述指标。需要注意的是,继发于下丘脑和垂体的中枢性甲减,以血清 FT$_4$、TT$_4$ 达到正常范围作为治疗目标,不以 TSH 作为监测指标。

(二) 甲减并发症的治疗

甲状腺功能减退症可影响机体的神经系统、心血管系统、消化系统、内分泌系统、肌肉和关节等,一般予以替代治疗后,症状可达到缓解和改善。久病者易发生动脉粥样硬化和冠心病,重症患者可以发生黏液性水肿昏迷。

1. 血脂异常和动脉粥样硬化　甲减可引起 TC、LDL-C、载脂蛋白 B(ApoB) 等的升高,但给予替代治疗后多可纠正,故一般不推荐使用调脂药物治疗。对于已出现动脉粥样硬化的患者,在评估患者肝肾功能的基础上给予相应的他汀类药物稳定斑块是有必要的。肝酶升高大于 3 倍正常上限的患者,不建议使用他汀类药物;严重肾功能受损(CCr<30 mL/min)的患者,不推荐使用瑞舒伐他汀和氟伐他汀,辛伐他汀建议从 5 mg/d 开始使用;肾功能不全的患者使用阿托伐他汀不需要调整剂量。应用他汀类药物的过程中还应观察患者是否出现肌肉酸痛、乏力等症状,注意与甲减所致的肌肉乏力区分开。

2. 黏液性水肿昏迷　是一种罕见的危及生命的重症,多见于老年患者,通常由并发疾病所诱发,且预后差。一般治疗措施:① 去除或治疗诱因,如控制感染。② 补充甲状腺激素:先静脉注射 $L-T_4$ 200~400 μg 作为负荷剂量,继续每天静脉注射 $L-T_4$ 1.6 μg/kg,直至患者临床症状改善,之后可改为口服给药或其他肠道给药。因黏液性水肿昏迷的患者 T_4 至 T_3 的转换可能减少,故在给予 $L-T_4$ 之外,有条件时还应静脉注射 $L-T_3$ 5~10 μg 作为负荷剂量,随后每 8 h 静脉注射 2.5~10 μg 作为维持剂量;年幼或老年患者以及有冠状动脉疾病或心律失常病史的患者则采用较低剂量;治疗可以持续到患者临床指标改善和意识恢复。③ 保温。④ 补充糖皮质激素:静脉滴注氢化可的松 200~400 mg/d。⑤ 对症处理:伴发呼吸衰竭、低血压和贫血等采取相应措施。⑥ 其他支持疗法。

二、常见用药错误归纳与要点

1. $L-T_4$ 服药时间及次数不合理　临床上不少医生忽略了胃内酸性条件和食物对 $L-T_4$ 吸收的影响,医嘱审核时常见早餐后服用或早晚餐后服用,如案例一($L-T_4$ 8:00 服用)。药师推荐:早餐前 60 min 一次顿服。

2. 治疗时机和治疗目标不合理　甲减的治疗时机和治疗目标

不可一概而论,特别是 DTC 术后的患者和轻度亚临床甲减的老年患者(>70 岁)、孕妇及儿童患者,应根据患者的具体病情区分对待。如案例一,患者 DTC 术后 2 年,处于随访期,其 TSH 控制目标应为 1.0~2.0 μIU/mL,而患者实际 TSH 为 0.04 μIU/mL,L-T$_4$ 剂量过大,出现心率过快、反复胸闷、气促、头晕等不良反应,必须及时减少 L-T$_4$ 的剂量。另外,亚临床甲减或临床甲减的患者如需备孕,应补充 L-T$_4$ 直至 TSH<2.5 μIU/mL 后再怀孕,并在妊娠期间使 TSH 恢复到其妊娠期特异参考值范围内,而非正常参考值范围。如案例二,孕妇妊娠前未筛查甲状腺功能,妊娠后甲状腺功能提示亚临床甲减(TSH 5.29 μIU/mL),如不及时治疗,可增加不良妊娠的风险,影响胎儿的智力发育。

3. 药物相互作用未重视 药物的相互作用是临床经常碰到的问题,甲减的治疗也不例外。如案例一,钙剂与 L-T$_4$ 同时服用,可影响 L-T$_4$ 的吸收,降低其药效。因此,L-T$_4$ 与本节一、"合并用药"中提到的药物合用时,应最少间隔 4 h。另外,老年患者合并多种慢性疾病,服用的药物种类繁多,药师在用药重整时应注意药物之间的相互作用,尽量减少用药。

4. 调脂药选用不合理 在临床实际工作中,甲减合并高脂血症同时伴严重肾功能不全的患者选用氟伐他汀、瑞舒伐他汀,或选用辛伐他汀从 20 mg 开始使用,这就增加了患者发生肌病的风险。因此,选择调脂药物时,应注意评估患者的肾功能,根据肌酐清除率选择合适的调脂药物。

5. 抗菌药物选用不适宜 部分甲减的患者可能合并感染。在进行抗感染治疗时,临床常出现抗菌药物选用不适宜。如案例三,局部软组织感染直接选用哌拉西林钠他唑巴坦钠,而非首选的青霉素类药物;案例五,肝功能不全的患者一天使用 4 g 头孢哌酮,剂量偏大,增加肝脏负担。因此,抗菌药物的选用应注意:① 患者的基础疾病;② 感染部位及可能致病菌;③ 患者肝肾功能、凝血功能及血常规等;④ 合适的抗菌药物及用法用量。

第五节　规范化药学监护路径

　　参照原发性甲减的临床路径中的临床治疗模式与程序,建立甲减治疗的药学监护路径(表4-2)。其意义在于规范临床药师对甲减患者开展有序、适当的临床药学服务工作,并以其为导向为甲减患者提供个体化的药学服务。

表 4-2　甲减药学监护路径

适用对象：第一诊断为甲减
患者姓名：_____　性别：_____　年龄：_____
门诊号：_____　住院号：_____
住院日期：_____年___月___日　出院日期：_____年___月___日
标准住院日：10~14 d

日期	住院第 1 天	住院第 2 天	住院第 3~12 天	住院第 13~14 天（出院日）
主要诊疗工作	□ 药学问诊（附表 1） □ 用药重整 □ 参与制订初始药物治疗方案	□ 药学评估（附表 2） □ 药历书写（附表 3）	□ 替代治疗方案分析 □ 完善药学评估 □ 制订监护计划 □ 医嘱审核 □ 疗效评价 □ 用药注意事项 □ 不良反应监测	□ 药学查房 □ 完成药历书写 □ 出院用药教育
重点监护内容	□ 一般患者信息 □ 药物相互作用审查 □ 其他药物治疗相关问题	□ 既往疗效评估 □ 既往病史评估 □ 用药依从性评估 □ 宣教（甲状腺疾病知识）	病情观察 □ 参加医生查房，注意病情变化 □ 药学独立查房，观察患者药物反应、检查 □ 药物治疗相关问题 □ 查看检查、检验报告指标变化 □ 检查患者服药情况 □ 药师记录	治疗评估 □ 疗效 □ 不良反应 出院教育 □ 正确用药 □ 患者自我管理 □ 定期门诊随访

（续表）

日期	住院第 1 天	住院第 2 天	住院第 3～12 天	住院第 13～14 天（出院日）
			监测指标 □ 症状 □ 监测心率、心律、心功能变化 □ 血常规、肝、肾功能、心肌酶谱、血脂 □ 甲状腺功能及抗体测定、甲状腺 B 超 □ 心电图、胸片、腹部 B 超、超声心动图 □ 眼科检查、外周血管彩超	□ 监测甲状腺功能、血脂、心电图
病情变异记录	□ 无 □ 有， 原因： 1. 2.	□ 无 □ 有， 原因： 1. 2.	□ 无 □ 有， 原因： 1. 2.	□ 无 □ 有， 原因： 1. 2.
药师签名				邓利娟 顾鸣宇

第五章

骨质疏松症

第一节　疾病基础知识

【病因和发病机制】

骨质疏松症(osteoporosis, OP)是一种以骨量低下、骨组织微结构破坏,导致骨脆性增加,易发生骨折为特征的全身性骨病。按病因可分为原发性和继发性两类。OP 可发生于不同性别、任何年龄,但多见于绝经后妇女和老年男性。Ⅰ型原发性 OP 即绝经后骨质疏松症(postmenopausal osteoporosis, PMOP),发生于绝经后女性。Ⅱ型原发性 OP 即老年性 OP,见于老年人。继发性 OP 的原发病因有慢性肾脏病、自身免疫病、内分泌代谢病、慢性肠病、恶性肿瘤、制动和药物等。

OP 最严重的后果是发生骨质疏松性骨折(又称脆性骨折),这是由于骨强度下降,在受到轻微外力或日常活动中即可发生的骨折。正常成熟骨的代谢主要以骨重建形式进行。更年期后,男性骨密度(BMD)的下降速率一般慢于女性,因为后者除增龄外,还有雌激素缺乏因素的参与。任何原因所致的骨吸收增加和(或)骨形成减少的因素都会导致骨丢失和骨质量下降,脆性增加,甚至发生骨折。

1. 病因

(1) 骨吸收因素:

1) 性激素缺乏:雌激素缺乏使破骨细胞功能增强,骨丢失加速,这是 PMOP 的主要病因;而雄激素缺乏在老年性 OP 的发病中起了重要的作用。

2）活性维生素 D 缺乏和 PTH 增高：由于高龄和肾功能减退等原因致肠钙吸收和 $1,25-(OH)_2D_3$ 生成减少，PTH 呈代偿性分泌增多，导致骨转换率加速和骨丢失。

3）细胞因子表达紊乱：骨组织的 IL-1、IL-6 和 TNF 增高，而护骨素减少，导致破骨细胞活性增强和骨吸收。

（2）骨形成因素：

1）峰值骨量降低：青春发育期是人体骨量增加最快的时期，约在 30 岁达到峰值骨量（PBM）。PBM 主要由遗传因素决定，并与种族、骨折家族史、瘦高身材等临床表象，以及发育、营养和生活方式等相关。性成熟障碍致 PBM 降低，成年后发生 OP 的可能性增加，发病年龄提前。PBM 后，OP 的发生主要取决于骨丢失的量和速度。

2）骨重建功能衰退：可能是老年性 OP 的重要发病原因。成骨细胞的功能与活性缺陷导致骨形成不足和骨丢失。

（3）骨质量下降：骨质量主要与遗传因素有关，包括骨的几何形态、矿化程度、微损伤累积、骨矿物质与骨基质的理化与生物学特性等。骨质量下降导致骨脆性和骨折风险增高。

【诊断要点】

1. 临床症状　多数 OP 患者无临床表现，因此 OP 被称为"静悄悄的流行病"，少数患者可出现以下临床症状：

（1）疼痛：一般位于腰背部，为隐痛或钝痛，疼痛严重的患者不能翻身、久坐或久站。压迫椎体时疼痛并不明显，也可以表现为胸痛。四肢长骨痛和关节痛，多为继发性 OP 导致，或非骨骼因素导致。

（2）骨折：骨质疏松性骨折现称"脆性骨折"或"非创伤性骨折"或"微外力作用下的骨折"，通常指等身高跌倒而导致的骨折，骨折的部位以椎体（胸椎下段或腰椎居多）、桡骨远端（又称 colles 骨折）、股骨近端（包括股骨颈、粗隆间）为多见，少数人可发生于肋骨、肱骨和跟骨等部位。严重的 OP 患者甚至在抽搐、咳嗽、打喷嚏、拉门窗、急刹车动作中也会发生骨折。

（3）身体畸形：弯腰、驼背是骨质疏松导致最多的畸形，一般是单个椎体或多个椎体压缩性骨折导致脊柱生理曲线发生了变化。在少数患者并未见到椎体骨折，可能是脊柱旁肌肉减少所致。有些患者表现为"O"或"X"形腿、鸡胸，要考虑 OP 合并软骨病或为单纯的软骨病。

（4）身高缩短：可由椎体压缩性骨折导致，也可由椎间盘退化导致。

2. 实验室检查及其他辅助检查

（1）实验室检查：

1）骨代谢生化指标：包括骨形成和骨吸收指标。这类指标有助于疗效、骨转换分型、骨丢失速率及老年妇女骨折风险的评估。① 骨形成指标：血清总碱性磷酸酶（ALP）、骨钙素（OC）、骨源性碱性磷酸酶（BALP）、Ⅰ型前胶原 C 端肽（PICP）、Ⅰ型前胶原 N 端肽（PINP）；② 骨吸收指标：空腹 2 h 的尿钙/肌酐比值（UCa/Cr）、血抗酒石酸酸性磷酸酶（TRACP）、血Ⅰ型胶原 C 端肽（S－CTX）、尿吡啶啉（Pyr）和脱氧吡啶啉（D－Pyr）、尿Ⅰ型胶原 C 端肽（U－CTX）和 N 端肽（U－NTX）等。

2）钙磷代谢调节指标：包括血钙、血磷、维生素 D_3、甲状旁腺激素（PTH）、降钙素（CT）。

（2）其他辅助检查：

1）骨密度测定：双能 X 线吸收法（DXA）是目前国际学术界公认的骨密度检查方法，其测定值作为 OP 诊断的金标准，但也可能出现假性结果。其他骨密度检查方法如单光子吸收法（SPA）、单能 X 线吸收法（SXA）、定量计算机断层扫描（QCT）等，根据具体条件也可用于 OP 的诊断参考。

2）X 线摄片：可观察骨组织的形态结构，是对 OP 所致各种骨折进行定性和定位诊断的一种较好的方法，也是一种将 OP 与其他疾病进行鉴别的方法。只有当骨量下降30%才可以在 X 线摄片中显现出来,故对早期诊断的意义不大。

3) 定量超声测定法(QUS):对 OP 的诊断也有参考价值,目前该方法对 OP 尚无统一的诊断标准。由于数值变异较大不能用于监测药物治疗反应。

3. 诊断标准　2016 年美国临床内分泌医师协会(AACE)联合美国内分泌学院(ACE)提出的 OP 诊断标准如下:① 在排除其他代谢性骨病的情况下出现脆性骨折,或无既往脆性骨折史的情况下,腰椎(前后位)、股骨颈、髋部,和(或)桡骨远端 33%(1/3)的 T 值≤-2.5 SD,可诊断为骨质疏松症。T 值指与中青年骨密度峰值平均值的差值,以 SD 为单位,SD 指中青年骨密度峰值的标准差,即 T 值=(所测骨密度-骨密度峰值的平均值)÷中青年人 BMD 峰值的标准差。② 按照骨密度测定,患者诊断为骨量减少(-2.5 SD<T<-1 SD),且采用国家特异性阈值的 FRAX® 软件(WHO 骨折风险评价工具)评估后结果为骨折风险增高,也可以诊断为骨质疏松症。

【治疗】

1. 治疗原则　一旦发生脆性骨折,患者生活质量下降,可出现各种并发症,甚至致残或致死,因此 OP 的预防比治疗具有更为重要的现实意义。OP 的预防和治疗策略包括基础措施、药物治疗及康复治疗。

2. 治疗方法

(1) 基础措施:

1) 调整生活方式:① 摄入富含钙、低盐、富维生素 C、适量蛋白质的均衡膳食;② 注意适当从事户外活动,进行有助于骨健康的体育锻炼和康复治疗;③ 避免嗜烟、酗酒和慎用影响骨代谢的药物等;④ 采取防止跌倒的措施。

2) 骨健康基本补充:钙是骨合成的基本原料,但单纯补充钙或维生素 D 未能被证明可以明显减少骨折发生率。美国国家骨质疏松基金会(NOF)推荐绝经妇女和老年人每日钙摄入量(包括饮食摄入)为 1 200 mg(1 000~1 500 mg),维生素 D 摄入量为 800~1 000 IU。钙剂和维生素 D 用于治疗 OP 时,应与其他药物联合使用。

(2)药物治疗:

1)双膦酸盐:主要作用机制是抑制破骨细胞的细胞骨架蛋白的功能,从而抑制骨转换。一些口服和静脉注射的双膦酸盐已在随机临床试验中被证明可以降低骨折的风险,是目前治疗 OP 的最常用药物。

2)降钙素:为钙调节激素,可抑制破骨细胞活性,减少破骨细胞数目,降低其功能,延缓破骨细胞发育成熟,从而抑制骨吸收、预防骨量丢失并增加骨量;活化 1α-羟化酶,促进 1,25-(OH)$_2$D$_3$ 的合成,改善钙代谢;且有缓解骨痛的作用。

3)雌激素和选择性雌激素受体调节剂:无论有无孕激素,雌激素治疗对骨细胞、破骨细胞和成骨细胞都有直接影响,可以抑制骨吸收,促进骨形成。在 WHI(women's health initiative)试验中,雌激素治疗显著降低了新发椎体、非椎体和髋关节骨折的发生率。为改善绝经后症状而短期使用的低剂量结合型雌激素或超低剂量的雌二醇,也可以增加骨密度,但其抗骨折的疗效尚未被临床证实。考虑到与雌激素使用相关的一些非骨骼风险(如乳腺癌、冠状动脉事件、脑血管和血栓性事件的发生),不建议使用雌激素作为 OP 的一线治疗。

选择性雌激素受体调节剂(selective estrogen receptor modulators, SERMs)激活不同组织的雌激素受体。雷洛昔芬是经 FDA 批准的治疗 OP 的 SERM 类药物,能抑制骨吸收,轻度增加脊柱骨密度,使椎体骨折风险降低 30%,但不能降低非椎体(如髋关节)骨折风险。长期使用雷洛昔芬可以降低高危妇女乳腺癌发生的风险,但会增加血栓栓塞事件发生的风险。最近,另一种 SERM 即巴多昔芬(bazedoxifene)和雌激素联合形成的复合物,被 FDA 批准用于治疗改善绝经期症状和预防 OP,但不能用于治疗 OP。

4）甲状旁腺素（PTH）：特立帕肽（teriparatide）是一种骨形成刺激物，大剂量可引起骨溶解，而小剂量则可直接作用于成骨细胞促进骨形成。在临床前研究中发现：鼠类动物在接受长期、高剂量的特立帕肽注射后，许多发生了骨肉瘤，所以，特立帕肽经美国FDA批准最长使用疗程为2年。

5）维生素D补充剂：适当剂量的活性维生素D能促进骨形成和骨矿化，并抑制骨吸收；能增加老年人肌肉力量和改善平衡能力，降低跌倒的危险，进而降低骨折风险。老年人更适宜选用活性维生素D，包括 1α -羟维生素 D_3（α -骨化醇）和 $1, 25 - (OH)_2 D_3$（骨化三醇）两种。

6）其他药物：① 锶盐，如雷奈酸锶，影响骨结构和骨矿化，具有抑制破骨细胞的分化和活性，促进成骨细胞介导的骨形成的双重作用，有助于恢复骨转换的动态平衡。锶主要吸附在晶体表面，在新形成骨的碳石灰晶体中替代少许的钙。② 维生素 K_2 同型物：四烯甲萘醌，在 γ -羧基谷氨酸形成中起重要作用，可促进骨形成，并有一定的抑制骨吸收的作用，可缓解骨痛、降低骨折发生的风险。③ 狄诺塞麦（denosumab）为治疗 OP 的第一个生物制品。其作用机制有别于双膦酸盐，能抑制骨吸收，与核因子 κβ 受体活化因子的配体（RANKL）结合，抑制 RANKL 的功能，从而降低破骨细胞的分化能力。与双膦酸盐不同的是，狄诺塞麦可以在肾功能受损的妇女中使用。④ 另外，经临床证明有效的中成药亦可按病情选用。

第二节 经典案例

案例一

（一）案例回顾

患者,女性,77 岁,身高 155 cm,体重 70 kg,体重指数 29.13 kg/m²。

【主诉】

腰部疼痛伴左下肢放射痛一年,加重半个月。

【现病史】

患者于 1 年前无明显诱因出现腰部酸痛,伴左下肢放射痛,右侧偶有累及。于外院行 MRI 检查示:腰椎退行性改变,腰 2 -骶 1 椎间盘膨出,部分椎体压缩。未予重视,近半个月来加重,行走困难。以腰椎管狭窄症入院。患者自患病以来,精神状态良好,体重无明显变化,饮食正常,自觉大便干结不畅、小便量少,睡眠无异常。

糖尿病多年,自服降糖药维持,后行胰岛素注射,血糖控制欠佳。

【既往史】

否认高血压慢性病史。心脏偶有不适,自服救心丸治疗。预防接种史不详。否认结核、肝炎等传染病史。自诉腰椎有外伤后压缩性骨折病史;30 年前双膝外伤后骨折,保守治疗后下肢功能恢复可;20 余年前因胆结石行胆囊切除术;7 年前行青光眼手术,现视力严重减退。

既往用药:救心丸 2 粒 b.i.d.;精蛋白锌重组人胰岛素混合注

射液(优泌林 70/30)早 22 U、晚 22 U;盐酸二甲双胍片 0.5 g q.d.。

【社会史、家族史、过敏史】

无吸烟饮酒史。否认家族性传染病及遗传病史。否认输血史,否认过敏史。否认不良反应史。

【体格检查】

BP 135/87 mmHg,轮椅推入病室,步行困难,脊柱呈生理弯曲,腰椎活动轻度受限,腰椎各棘突、棘突间隙、棘突旁轻度压痛、叩击痛,向左臀部及大腿后侧放射痛,双侧 Eaten 征阴性,Spurling 征阴性。双上肢、双下肢、躯干、会阴区触觉、痛觉、温觉无明显减退,位置觉、震动觉未见异常。左下肢肌力减退,足踝背屈肌力 Ⅲ 级,跖屈肌力 Ⅳ 级,双上肢及右下肢肌力未见明显异常。双侧腹壁反射正常、对称、存在,肛门反射正常,双侧肱二头肌、肱三头肌、桡骨膜正常、对称、存在。

【实验室检查及其他辅助检查】

1. 实验室检查　无。

2. 其他辅助检查　MRI 检查:腰椎退行性改变,腰 2 -骶 1 椎间盘膨出,部分椎体压缩,骨质疏松。

【诊断】

(1) 骨质疏松。

(2) 2 型糖尿病。

(3) 腰椎管狭窄症。

(4) 胆囊切除术后。

(5) 腰椎陈旧骨折。

(6) 心脏病。

【用药记录】

1. 降糖　精蛋白锌重组人胰岛素混合注射液(70/30)早餐前 22 U、晚餐前 22 U i.h.(d1 - 2);精蛋白锌重组人胰岛素混合注射液(70/30)早餐前 24 U、晚餐前 24 U i.h.(d3 - 5);精蛋白锌重组人胰岛素混合注射液(70/30)早餐前 26 U、晚餐前 26 U i.h.(d6 - 9);盐酸二甲双胍片 0.85 g p.o. q.d.(d2-9)。

2. 抗骨质疏松　氨基酸钙片 600 mg p.o. b.i.d.(d2);1 200 mg p.o. t.i.d.(d3-9);阿法骨化醇软胶囊 0.25 μg p.o. b.i.d.(d2-9);鲑鱼降钙素注射液 50 IU im q.d.(d6-9)。

3. 护胃　奥美拉唑肠溶片 20 mg p.o. q.d.(d1-9)。

4. 止痛　塞来昔布胶囊 200 mg p.o. q.d.(d1-9)。

5. 改善循环和营养神经　前列地尔注射液 10 μg+0.9% 氯化钠注射液 100 mL iv.gtt q.d.(d2-9);腺苷钴铵注射剂 3 mg+0.9% 氯化钠注射液 100 mL iv.gtt q.d.(d2-9)。

出院带药:精蛋白锌重组人胰岛素混合注射液(70/30)26 U 早餐前,24 U 晚餐前,i.h.;氨基酸钙片 600 mg p.o. b.i.d.;阿法骨化醇软胶囊 0.25 μg p.o. b.i.d.;塞来昔布胶囊 200 mg p.o. q.d.;奥美拉唑肠溶片 20 mg p.o. q.d.;盐酸二甲双胍片 0.85 g p.o. q.d.。

【药师记录】

入院第 1 天:给予塞来昔布胶囊对症镇痛治疗。精蛋白锌重组人胰岛素混合注射液(70/30)每日 2 次皮下注射联合盐酸二甲双胍片降糖治疗。

入院第 2 天:考虑患者的骨质疏松风险,予氨基酸钙片 600 mg p.o. b.i.d.,600 mg 氨基酸钙片中钙元素含量为 72 mg,因此调整给药剂量为 1 200 mg t.i.d.,并给予阿法骨化醇软胶囊治疗,奥美拉唑肠溶片护胃对症治疗。予前列地尔注射液静脉滴注改善微循环以及腺苷钴铵注射剂营养神经。

入院第 3 天:由于患者血糖控制不佳,将早、晚餐前精蛋白锌重组人胰岛素混合注射液剂量增加至 24 U。

入院第 6 天:精蛋白锌重组人胰岛素混合注射液剂量增加至 26 U。由于患者骨痛仍然存在,加用鲑鱼降钙素注射液止痛。

入院第 8 天:患者骨质疏松诊断明确,继续予鲑鱼降钙素注射液和塞来昔布胶囊缓解骨痛。

入院第 9 日:患者症状缓解,准予出院。

（二）案例分析

【降糖治疗】

患者多年糖尿病史，在入院前长期使用精蛋白锌重组人胰岛素混合注射液（70/30）治疗。

<u>临床药师观点</u>：根据《中国 2 型糖尿病防治指南》（2017 年版）精蛋白锌重组人胰岛素混合注射液（70/30）含有 30%重组人胰岛素（常规人胰岛素）和 70%精蛋白锌重组人胰岛素（中效人胰岛素）。其特点兼具短效胰岛素起效快的特点，餐前 15~30 min 皮下注射快速发挥作用，同时中效胰岛素作用时间长的特点，作用维持时间最长达到 24 h，一天两次给药基本能够满足 2 型糖尿病患者一天对胰岛素的需求，减少了注射次数，提高依从性。因此维持原预混胰岛素治疗方案，治疗过程中根据血糖水平给予加量，并继续使用盐酸二甲双胍片强化对血糖的控制。盐酸二甲双胍片为 2 型糖尿病的首选药，且患者体型肥胖，《中国 2 型糖尿病防治指南》（2017 年版）推荐无二甲双胍禁忌证的患者都应该将二甲双胍保留在治疗方案中。因此两者联用合理。

【钙剂及维生素 D 补充治疗】

患者 MRI 检查提示：腰椎退行性改变和骨质疏松，需补钙和维生素 D 治疗。目前的膳食营养调查显示我国老年人平均每日从饮食中获钙约 400 mg，故平均每日应补充的钙元素量为 500~600 mg。

<u>临床药师观点</u>：氨基酸钙片与传统的碳酸钙不同，是一种螯合钙，体内吸收率高达 98%以上，在体内结构稳定。氨基酸钙具有适中的结合常数，通过氨基酸运载系统被吸收，在血液中形成一种缓冲的流动钙，在需要钙的地方能缓慢地释放钙离子，不会因为浓度过高而引起高钙血症，也不会因为钙离子过多地释放而排出造成浪费，有效地保证了药物生物利用度。因此，氨基酸钙在减小肝、肾负担的同时安全性更高，是补钙首选的钙剂。每片标示量为 600 mg 的氨基酸钙片中钙元素的含量只有 72 mg，因此需保证每日

口服的总剂量。阿法骨化醇软胶囊为活性维生素 D 的前体药 $1\alpha-(OH)D_3$，需在肝脏经 25-羟化酶羟化后才具有活性，特别适用于老年人、肾功能不全或肾 1α-羟化酶缺乏者。

【抗骨质疏松治疗】

患者 MRI 提示骨质疏松症。

临床药师观点：鲑鱼降钙素注射液通过与破骨细胞上的降钙素受体结合，降低骨转换，减少骨钙的丢失，适用于诸如骨质疏松症、变形性骨病、痛性神经营养不良症和恶性骨质溶解症等骨科疾病，它对绝经后骨质疏松症的躯干骨作用比四肢骨更显著，对高转换性骨病比低转换性骨病更显著；并且其能抑制破骨细胞活性，同时刺激成骨细胞形成及其活性。降钙素也能通过抑制溶骨作用，减少肾小管再吸收而增加尿钙、磷和血钠的排出，但血钙不会降至正常范围以下，对某些痛性骨病的患者具有止痛作用。

【止痛治疗】

患者因腰部疼痛入院，给予 NSAIDs 对症治疗。

临床药师观点：塞来昔布胶囊特异性抑制 COX-2，阻止炎性前列腺素类物质的产生，达到抗炎、镇痛及退热作用。

（三）药学监护要点

（1）结合患者肝、肾功能状态，选择相应的维生素 D 制剂，同时根据钙剂类型及吸收率计算患者钙元素摄入量，定期检测血液中 $25-(OH)D_3$、血钙、血磷水平及尿钙量，以防高钙血症和泌尿系统结石的发生。

（2）阿法骨化醇软胶囊长期大剂量服用可能出现恶心、头昏、皮疹、便秘、厌食、呕吐、腹痛等高血钙症状，停药后即可恢复正常，应密切监护。

（3）鲑鱼降钙素注射液常见不良反应为恶心、呕吐、面部潮红、头晕、疲劳和视物障碍，需在用药前告知患者，用药后密切观察是否出现不良反应，并且在这种情况下不能驾驶车辆或操作机器。这些不良反应与剂量相关，必要时可暂时性减少药物剂量。罕见局部或全身性过敏反应,对有多种药物过敏史的患者应考虑在治疗前进行皮肤试验,可以使用稀释后的无菌鲑鱼降钙素注射液做皮试。

(4)塞来昔布胶囊有胃肠道系统和心血管系统不良反应。该药物可能使严重心血管血栓事件、心肌梗死和卒中发生的风险增加,并可能随药物使用时间的延长而增加;另外该药物会使严重胃肠道不良事件发生的风险增加,包括胃肠道出血、溃疡和穿孔,该不良反应可以没有警示症状在用药期间的任何时间出现,老年患者风险更大,用药期间注意监护。

(5)胰岛素最常见的不良反应为低血糖,尚可见短暂的水肿、视功能调节异常、局部过敏反应(注射部位皮肤发红、水肿和瘙痒)。患者入院后药师应告知患者低血糖的危害,并对患者进行低血糖防治的教育,该患者在住院期间发生了低血糖的现象,及时告知医护予以葡萄糖粉后得以缓解。

(6)盐酸二甲双胍片常见不良反应包括腹泻、恶心、呕吐、胃胀、乏力、消化不良、腹部不适等,与剂量有相关性,一般轻度消化道不良反应在使用一段时间二甲双胍后可耐受。另外二甲双胍可减少维生素 B_{12} 的吸收,但极少引起贫血,用药期间注意监护。

案例二

(一)案例回顾

患者,女性,72 岁,身高 148 cm,体重 39.5 kg,体重指数 18.0 kg/m²。

【主诉】

腰痛 21 年,加重伴双小腿酸痛 1 年余。

【现病史】

患者 22 年前负重上楼时突然出现腰痛,行 X 线检查示第 11~12 胸椎压缩性骨折,卧床休养后无好转。之后只要劳累或负重活动后即出现腰痛,6 年前负重后出现腰痛加重,X 线检查提示第 7~8 胸椎压缩性骨折。近 1 年来腰痛情况加重,伴双小腿酸痛,夜间疼痛为主,夜眠差,胃纳差,胃部不适易嗳气反酸,无恶心呕吐,无发热,无肢体麻木,无头痛头晕。在当地医院查骨密度提示T<-4.0,诊断为"骨质疏松",给予碳酸钙 D_3 片 600 mg q.d.,阿法骨化醇软胶囊 0.25 μg b.i.d.,疼痛无缓解。患者自患病以来,精神状态差,进食少,解便次数增多(4~5 次/d),无黑便,无大便性状改变,夜尿增多(5~6 次/d),睡眠差(每天 3 h),15 年来体重下降5.5 kg,身高降低 9 cm。

【既往史】

患者偶有半夜胸闷,经休息 5~15 min 后可自行缓解。有甲状腺结节病史。否认高血压史,否认糖尿病史,有血脂增高病史,未治疗。否认结核、肝炎等传染病史。12 年前不慎摔倒时右小腿及右手腕骨折,右小腿行内固定术。否认输血史。

既往服用碳酸钙 D_3 片 600 mg p.o. q.d.,阿法骨化醇软胶囊0.25 μg p.o. b.i.d.。

【社会史、家族史、过敏史】

否认家族遗传病史,适龄结婚,育有 1 子 1 女,丈夫有高血压病史,一子一女为"乙肝小三阳"。否认伴发疾病,否认食物及药物过敏史,否认药物不良反应史。吸烟史 50 年,每天 20 支,否认酗酒及药物依赖史。

【体格检查】

BP 115/70 mmHg。

全身皮肤干燥,双侧小腿可见散在皮损。双侧甲状腺未扪及肿大,左侧可扪及小结节,无压痛,表面光滑,可随吞咽上下移动。脊柱侧弯,有压痛、叩击痛,右膝下方可见陈旧性手术瘢痕,愈合好,四肢肌力、肌张力未见异常,双侧膝、跟腱反射正常,双下肢无水肿。

【实验室检查及其他辅助检查】

1. 实验室检查　生化:TBIL 26.00 μmol/L(↑),DBIL7.00 μmol/L(↑),ALB 41 g/L,ALT 89 U/L(↑),AST 52 U/L

（↑），GGT 29 U/L，LDH 221 U/L，GLU 4.3 mmol/L，UA 355 μmol/L，Cr 49 μmol/L，ALP 63 U/L，K⁺ 3.50 mmol/L，Na⁺ 147 mmol/L（↑），Cl⁻ 106 mmol/L，Ca²⁺ 1.96 mmol/L（↓），P 1.18 mmol/L，25 -（OH）D₃ 18.5 ng/mL（↓）。

2. 其他辅助检查

（1）骨密度提示 T<-4.0。

（2）胃镜检查：慢性浅表性胃炎。

【诊断】

（1）原发性骨质疏松。

（2）左侧甲状腺结节。

（3）慢性浅表性胃炎。

【用药记录】

1. 补钙　碳酸钙 D₃ 片 600 mg p.o. b.i.d.（d2 - 10）。

2. 补充维生素 D　骨化三醇胶丸 0.25 μg p.o. b.i.d.（d2 - 10）。

3. 抗骨质疏松　唑来膦酸注射液 5 mg iv.gtt，并于静脉滴注唑来膦酸注射液之前和之后予以 0.9% 氯化钠注射液 500 mL 静脉滴注（d4）。

4. 护胃　注射用泮托拉唑钠 40 mg iv.gtt（d4）。

【药师记录】

入院第 1 天：患者初步诊断骨质疏松，予碳酸钙 D₃ 片和骨化三醇胶丸补充钙和维生素 D 治疗。

入院第 4 天：诊断明确，加用唑来膦酸注射液静脉滴注，并于静脉滴注前后分别予以 0.9% 氯化钠注射液 500 mL 静脉滴注水化，保护肾脏。结合患者胃镜检查有慢性浅表性胃炎，给予注射用泮托拉唑钠静脉滴注。

入院第 5 天：患者体温升高，最高达 38.0℃，予物理降温后体温降至 36.8℃。

入院第 10 天：体征稳定出院。

出院带药：碳酸钙 D₃ 片 600 mg p.o. b.i.d.，骨化三醇胶丸

0.25 μg p.o. b.i.d.,两周药量。

（二）案例分析

【钙剂及维生素 D 补充治疗】

患者自 24 年前只要负重活动后即出现腰痛,近 1 年来腰痛情况加重,伴双小腿酸痛,反复查 X 线均提示胸椎及腰椎的压缩性骨折,夜间疼痛为主,1 年前在外院查院查骨密度提示 $T<-4.0$,15 年来身高降低 9 cm,依据《原发性骨质疏松症诊疗指南》(2017 年),诊断为骨质疏松,应予以调整生活方式改变同时给予骨健康基本补充剂,包括钙剂和维生素 D。

临床药师观点:钙摄入可减缓骨的丢失,改善骨矿化。依据《原发性骨质疏松症诊疗指南》(2017 年),我国营养学会认为,成人每日钙摄入推荐量 800 mg(元素钙)是获得理想骨峰值、维护骨骼健康的适宜剂量,如果饮食中钙供给不足可选用钙剂补充,绝经妇女和老年人每日钙摄入推荐量为 1 000 mg。目前的膳食营养调查显示我国老年人平均每日从饮食中获钙约 400 mg,故平均每日应补充的元素钙量为 500~600 mg。碳酸钙人体吸收率在 30%~40%,患者骨质疏松较为严重,且年龄较大,饮食较差,每日摄入钙剂不足,因此入院后每日补充钙量 1 200 mg 虽大于指南推荐,但是适合该患者。

患者血中 25-(OH)D_3 为 18.5 ng/mL,含量较低,因此使用骨化三醇胶丸,不需要经过肾脏羟化酶活化即具有活性效应,适用于老年人及肾功能不全的患者,依据《原发性骨质疏松症诊疗指南》(2017 年)及骨化三醇胶丸说明书,治疗骨质疏松推荐用法用量为:口服,0.25~0.75 μg/d,患者每日 0.5 μg 用量合理。用药期间应注意监测血钙及血肌酐水平,若超过正常范围则必须减少剂量或完全中止治疗直至血钙正常。另外,患者服用碳酸钙 D_3 每片中含有 125 U 维生素 D_3,要注意监测血中 25-(OH)D_3 水平,保持在 30~50 ng/mL 为佳,若超过正常范围需要减少维生素 D_3 剂量。

【抗骨质疏松治疗】

患者腰部疼痛明显,原发性骨质疏松症诊断明确,在补钙的同时可予以联用抗骨质疏松的药物。

临床药师观点：唑来膦酸是第三代双膦酸药物，注射后可以迅速分布于骨骼中，并像其他双膦酸化合物一样，优先聚集于高骨转化部位，由于其与骨矿盐具有强大的结合力，从而具有很长的作用周期，用于骨质疏松治疗时每年1次，每次5 mg即可达到治疗目的。因此，患者完善相关检查后予以唑来膦酸注射液5 mg抑制骨吸收。为规避唑来膦酸临床使用的不良反应，于静脉滴注前后予以0.9%氯化钠注射液500 mL静脉滴注水化保护肾脏。

（三）药学监护要点

（1）结合患者肝肾功能状态选择相应维生素D_3制剂，同时根据钙剂类型及吸收率计算患者元素钙摄入量，同时也要考虑到复方钙制剂中维生素D_3与补充活性维生素D_3时是否超量，应定期检测血液中25-(OH)D_3、血钙、血磷水平及尿钙量，以防高钙血症和泌尿系统结石的发生。

（2）服用碳酸钙D_3片的时间应在两餐之间，服用后可能会出现嗳气、便秘等不良反应，需告知患者。

（3）应用唑来膦酸注射液后3 d内可能会出现发热、肌痛、流感样症状、头痛、关节痛等一过性的不良反应，嘱咐患者如果出现此类症状不用惊慌，及时与医生联系，可给予解热镇痛药缓解症状。同时在给药前后要注意水化，嘱咐患者多饮水以保护肾脏。唑来膦酸也有消化道不良反应，对于有消化道症状的患者要同时进行护胃治疗。

案例三

（一）案例回顾

患者，男性，52岁，身高170 cm，体重54 kg，体重指数18.7 kg/m^2；腰围74 cm，臀围82 cm，腰臀比0.9。

【主诉】

发现血糖升高3年，低血糖4 h。

【现病史】

患者 11 个月前无明显诱因下渐进性出现背部疼痛,伴小腿酸痛,夜间疼痛明显,无外伤史,服用止痛药物可稍好转。3 年前行心脏支架置入术,术前检查发现随机血糖升高(空腹血糖>20 mmol/L,餐后 2 h 血糖高),诊断为"糖尿病",予胰岛素治疗,血糖控制平稳。出院后予重组甘精胰岛素注射液 10 U 每晚皮下注射治疗,未规律监测血糖,偶查空腹血糖 7~9 mmol/L,餐后 2 h 血糖 15~17 mmol/L,自觉无明显不适。3 年前因血糖控制欠佳来我院就诊,调整降糖方案为门冬胰岛素 30 注射液(诺和锐 30)早 20 U、晚 14 U,餐前 5 min 皮下注射,近 1 个月来血糖控制平稳,空腹血糖 5~6 mmol/L,餐后 2 h 血糖 8~9 mmol/L。

患者于 18 年前检查血肌酐 900 μmol/L 以上,诊断为"尿毒症",行肾移植术,术程顺利,术后长期口服"环孢素软胶囊 50 mg b.i.d.、吗替麦考酚酯胶囊 0.25 g b.i.d.、甲泼尼龙 8 mg q.d.",现每天尿量 800~1 000 mL,有时有泡沫尿。高血压病史 17 年,血压最高 150/100 mmHg,长期口服"酒石酸美托洛尔片 50 mg b.i.d.",血压控制在 130/80 mmHg。

【既往史】

有痛风病史 6 年,手指、足部可见多个痛风结节,门诊随访时多次复查尿酸升高,500~600 μmol/L,无不适症状,既往口服"别嘌醇 0.1 g q.d.",近 3 个月停药。患者 3 年前行心脏支架置入术,平时有胸闷不适,活动后气促。

【体格检查】

BP 120/80 mmHg。全身皮肤黏膜无色素沉着、脱屑及破溃,浅表淋巴结不肿大;双侧甲状腺未触及肿大及结节。双肺呼吸音清,未闻及干湿啰音,心浊音界无扩大,心率 78 次/分,律齐,病理性杂音未闻及。腹平软,肝脾肋下未及,移动性浊音阴性,肠鸣音正常。关节无红肿,双侧手指、足部皮下可见多个痛风结节,未见破溃,双下肢可见散在皮肤色素沉着,无杵状指,足趾活动困难,双下肢未见凹陷性水肿。皮温正常,双侧足背动脉搏动正常。

【社会史、家族史、过敏史】

否认家族遗传病史,适龄结婚,育有 2 女,妻子、女儿体健。否认食物及药物过敏史。否认药物不良反应。

【实验室检查及其他辅助检查】

(1) 血常规:WBC $11.0 \times 10^9/L$(↑),NEUT% 72.4%,Hb 120 g/L,PLT $161 \times 10^{12}/L$。

(2) 生化检查:TBIL 8 μmol/L,DBIL 5 μmol/L,IBIL 3 μmol/L,TP 61 g/L,ALB 33 g/L,GLO 28 g/L,A/G 1.18,ALT 17 U/L,AST 9 U/L,LDH 249 U/L,ALP 138 U/L,GLU 2.7 mmol/L,BUN 18 mmol/L(↑),UA 628 μmol/L(↑),Cr 213 μmol/L(↑)。

(3) 环孢素 A 谷浓度 73.7 ng/mL。

(4) 血 25 -(OH) D_3: 24.74 ng/mL(↓)。

【诊断】

(1) 骨质疏松。

(2) 2 型糖尿病。

(3) 肾移植术后。

(4) 冠状动脉粥样硬化性心脏病,冠状动脉支架植入术后。

(5) 原发性高血压 2 级(极高危)。

(6) 痛风。

(7) 尿路感染。

【用药记录】

1. 降糖 门冬胰岛素 30 注射液早餐前 16 IU、晚餐前 14 IU i.h.(d1 - 2),门冬胰岛素 30 注射液剂量调整为早餐前 14 U、晚餐前 7 U i.h.(d3 - 4)。门冬胰岛素 30 注射液剂量调整为早餐前 12 U、晚餐前 5 U i.h.(d5 - 6)。调整降糖方案每日 4 次胰岛素注射,分别为地特胰岛素注射液 4 U i.h. q.d.、重组人胰岛素注射液早餐前 5 U、午餐前 4 U、晚餐前 4 U i.h.(d7)。调整地特胰岛素注射液剂量为 8 U i.h. q.d.(d8)。

2. 肾移植术后抗排异　环孢素软胶囊 50 mg p.o. b.i.d. (d1-9);吗替麦考酚酯胶囊 0.25 g p.o. b.i.d.(d1-9);甲泼尼龙片 8 mg p.o. q.d.(d1-9)。

3. 改善肾功能　百令胶囊 1 g p.o. t.i.d.(d1-9)。

4. 降血压　酒石酸美托洛尔片 50 mg p.o. b.i.d.(d1-9)。

5. 骨质疏松症基础治疗　氨基酸钙片 600 mg p.o. q.d. (d3-9);骨化三醇胶丸 0.25 μg p.o. q.d.(d5-9)。

6. 抗骨质疏松　阿仑膦酸钠片 70 mg p.o. q.w.(d4)。

7. 调脂　阿托伐他汀钙片 20 mg p.o. q.d.(d5-9)。

8. 营养神经　注射用腺苷钴胺 1.5 mg i.m. q.d.(d3-9)。

【药师记录】

入院第 1 天:予门冬胰岛素 30 注射液每日 2 次皮下注射降糖治疗。服用环孢素软胶囊、吗替麦考酚酯胶囊和甲泼尼龙用于肾移植术后抗排异治疗;百令胶囊用于改善肾功能不全。患者高血压 2 级,予酒石酸美托洛尔片来控制血压。

入院第 3 天:监测血糖发现患者空腹血糖偏低,调整门冬胰岛素 30 注射液的剂量。考虑患者骨质疏松可能,予氨基酸钙片;加用注射用腺苷钴胺来营养神经减轻患者疼痛。

入院第 4 天:加用阿仑膦酸钠片。患者肌酐清除率 Ccr = 27.44 mL/(min·1.73 m²)。

入院第 5 天:患者空腹血糖偏低,继续调整门冬胰岛素 30 注射液剂量。加用阿托伐他汀钙片抗动脉硬化,降低心脑血管事件的发生风险。加用骨化三醇胶丸促进钙的吸收。

入院第 7 天:患者血糖控制仍欠佳,调整降糖方案胰岛素每日 4 次皮下注射,睡前使用地特胰岛素注射液 4 U,三餐前使用重组人胰岛素注射液。

入院第 8 天:患者空腹血糖较高,增加地特胰岛素注射液剂量至 8 U。

入院第 10 天:患者体征稳定,准予出院。

（二）案例分析

【糖皮质激素性骨质疏松的治疗】

患者肾移植术后长时间应用糖皮质激素类的抗排异药物,每日服用甲泼尼龙 8 mg,依据甲泼尼龙与泼尼松的等效剂量换算,4 mg 甲泼尼龙相当于 5 mg 的泼尼松,患者每日服用甲泼尼龙相当于 10 mg 的泼尼松产生的疗效,而糖皮质激素对骨骼的作用呈剂量和时间依赖性,研究证实全身性应用相当于泼尼松 7.5 mg/d 以上剂量的糖皮质激素 2~3 个月即可导致显著的骨丢失并使骨折危险性增加,长期使用略高于 2.5 mg/d 的泼尼松也与骨折危险性增高相关。在相同骨密度的情况下,糖皮质激素性骨质疏松较绝经后骨质疏松者骨折危险性更高。患者长时间应用的糖皮质激素剂量远远大于可对骨骼产生风险的剂量,患者的骨质疏松与长时间应用糖皮质激素有很大的关系。此外,患者本身合并糖尿病及长期服用环孢素 A 亦可诱发骨质疏松。

临床药师观点:对于糖皮质激素性骨质疏松其治疗原则为① 一般措施:尽量减少糖皮质激素用量,更换剂型或给药途径,换用其他免疫抑制剂。保证营养和足够的饮食钙摄入,适当的负重体育活动,戒烟,避免酗酒。② 基础药物治疗:单独使用钙剂对于糖皮质激素性骨质疏松症患者并不能预防骨丢失,应将钙剂与维生素 D 制剂联合使用。研究证实钙剂加维生素 D 制剂对于长期应用相当于泼尼松 15 mg/d 以下剂量的糖皮质激素患者可以保持骨量。③ 药物治疗:必要时应给予抗骨质疏松药物治疗。

【钙剂及维生素 D 补充剂治疗】

结合患者骨质疏松严重,其肾移植术后采用目前的抗排异方案控制良好的情况,如果轻易调整其抗排异方案可能会造成患者体内已经平衡的免疫体系紊乱,发生严重的后果,故在不能进行糖皮质激素减量或停用的情况下,需要积极进行基础药物联合抗骨质疏松药物的治疗。糖皮质激素导致骨量丢失的主要原因是糖皮质激素引起机体内钙的吸收和排泄障碍,从而引起继发性的甲状旁腺功能和磷代谢障碍。维生素 D 可增加肠道的钙磷吸收,提高血钙水平,促进骨转化和骨形成,目前为减少高血钙和高尿钙等不良反应的发生,主张使用维生素 D 的代谢产物如 $1,25-(OH)_2D_3$ 和 $1\alpha-(OH)D_3$。

临床药师观点:患者入院查 $25-(OH)D_3$ 水平为 24.74 ng/mL,而国际骨质疏松基金会建议老年人血清 $25-(OH)D_3$ 水平等于或高于 30 ng/mL(75 nmol/L)以降低跌倒和骨折的风险。因此除了补充钙剂之外,需要对患者加用骨化三醇胶丸补充活性维生素 D 来促进钙的吸收,使其 $1,25-(OH)_2D_3$ 的浓度维持在正常水平。此外,患者目前存在肾功能不全,体内缺乏使 $25-(OH)D_3$ 转化为活性 $1,25-(OH)_2D_3$ 的 $1\alpha-$羟化酶,直接补充性的骨化三醇是比较适合的。

【抗骨质疏松治疗】

对于抗糖皮质激素性骨质疏松症药物的选用,二膦酸盐类特别是新一代的氨基二膦酸盐因可纠正糖皮质激素所致的骨吸收与骨形成的不平衡目前多被推崇使用,而阿仑膦酸钠作为其代表,更适合于各类糖皮质激素所致的骨质疏松,是目前糖皮质激素性骨病最经济有效的干预药物。中国《糖皮质激素性骨质疏松症诊疗指南》及《英国骨质疏松诊断和治疗指南》也均建议阿仑膦酸钠作为糖皮质激素性骨质疏松症预防及治疗的一线用药。因此入院完善相关检查后给予了患者阿仑膦酸钠片抗骨质疏松治疗,但结合患者肾功能情况,Ccr=27.44 mL/(min·1.73 m²),依据阿仑膦酸钠说明书:对于轻、中度肾功能不全患者不需要进行剂量调整,由于缺乏相关用药经验,不推荐在 Ccr<35 mL/(min·1.73 m²)患者中应用阿仑膦酸钠片。

临床药师观点:虽然患者目前肾功能情况不推荐使用阿仑膦酸钠,但并不是阿仑膦酸钠的禁忌证,结合其目前重度骨质疏松,疼痛症状明显,抗骨质疏松治疗是目前更为迫切的治疗措施,因此建议加用阿仑膦酸钠改善疼痛症状抗骨质疏松治疗,并积极监测患者肾功能情况,待症状缓解后可依据肾功能情况停用。

（三）药学监护要点

（1）患者服用骨化三醇应注意监测血钙及血肌酐水平,若血钙超过正常范围上限 0.250 mmol/L,或血肌酐大于 120 μmol/L,则必须减少剂量或完全中止治疗直至血钙正常。

（2）服用阿仑膦酸钠片,为避免该药物对上消化道的刺激反应,应晨起空腹服药,200~300 mL 白开水送服,服药后 30 min 内不要平卧,保持直立体位（站立或坐立）。在此期间应避免进食牛奶、果汁等饮料及其他任何食品和药品。

（3）患者长期应用糖皮质激素治疗应每 6~12 个月监测骨密度,并注意定期监测肾功能,关注肾功能的变化。

第三节 主要治疗药物

一、常用治疗方案

常用治疗方案见表 5-1。

表 5-1 常用治疗方案

分 类	作 用 机 制	使用药物
雌激素类药物和性激素替代疗法	通过影响钙调节激素、抑制破骨细胞刺激因子及对骨组织的作用,抑制骨吸收和转换、抑制骨量丢失	雌二醇 结合雌激素 地屈孕酮 环丙孕酮 甲羟孕酮 炔诺酮
钙补充治疗	基础用药,减缓骨量丢失,改善骨矿化	醋酸钙 枸橼酸钙 磷酸钙 葡萄糖酸钙 碳酸钙 乳酸钙
维生素 D 补充剂	促进小肠黏膜刷状缘对钙的吸收及肾小管重吸收磷,提高血钙、血磷浓度,协同甲状旁腺激素、降钙素,促进旧骨释放磷酸钙,维持及调节血浆钙、磷正常浓度	维生素 D 骨化三醇 阿法骨化醇

分类	作用机制	使用药物
双膦酸盐	通过与骨骼中羟磷灰石结晶结合,可特异性结合到骨转换活跃的骨表面,抑制破骨细胞的成熟及其功能,促进破骨细胞凋亡,从而抑制骨吸收、减少骨丢失、使骨量增加,降低发生骨折风险	阿仑膦酸盐 利塞膦酸盐 伊班膦酸盐 依替膦酸盐 唑来膦酸
降钙素	为钙调节激素,可抑制破骨细胞活性、数目和功能,延缓破骨细胞发育成熟,从而抑制骨吸收、预防骨量丢失和增加骨量;活化 1α-羟化酶,促进 $1,25-(OH)_2D_3$ 的合成,改善钙代谢	鲑鱼降钙素 依降钙素
选择性雌激素受体调节剂	与靶器官上的雌激素受体结合,选择性地起激动(骨骼和心脏)或拮抗(乳房和子宫)雌激素的作用,可抑制破骨细胞的活性,抑制骨吸收、降低骨转换	雷洛昔芬
锶盐	具有抑制破骨细胞的分化和活性,从而抑制骨吸收,以及促进成骨细胞介导的骨形成的双重作用,有助于恢复骨转换的动态平衡	雷奈酸锶
其他	维生素 K_2 的同型物,在 γ-羧基谷氨酸形成中起重要作用,可促进骨形成,并有一定的抑制骨吸收的作用	四烯甲萘醌

二、主要治疗药物

主要治疗药物见表 5-2~表 5-10。

表 5-2 钙补充剂

名 称	适 应 证	用 法 用 量	禁 忌 证	注 意 事 项
1. 无机钙:碳酸钙、醋酸钙、磷酸钙 2. 有机钙:葡糖酸钙、枸橼酸钙、柠檬酸钙	防治骨质疏松的基础用药,适用于骨质疏松症的高危人群及患者,可减缓骨量丢失,改善骨矿化,降低绝经后骨质疏松症骨折的风险,亦可用于防治糖皮质激素性骨质疏松症	1. 口服补充的元素钙量为 1~1.5 g/d,宜将全日剂量分次服用 2. 用于治疗时,宜与影响骨吸收抑制剂或促骨形成的药物合用	1. 对本药过敏者 2. 高钙血症或高钙尿症 3. 有含钙肾结石或结石病史者 4. 结节病患者 5. 心功能不全者慎用	1. 胃酸缺乏者宜在餐后立即服用 2. 无机钙含钙量高,作用快,但对胃刺激性较大 3. 有机钙含钙量低,吸收较好,对胃刺激性小 4. 注意服用前后血钙或尿钙的变化,补充超大剂量钙剂可能增加肾结石和心血管疾病的发生风险

表 5-3 活性维生素 D

名 称	适 应 证	用 法 用 量	禁 忌 证	注 意 事 项
骨化三醇	主要用于绝经后骨质疏松症、慢性肾衰竭患者的骨质营养不良	0.5~1 μg/d	1. 对维生素 D 及其类似物过敏 2. 高钙血症 3. 有维生素 D 中毒迹象者禁用	1. 大剂量服用可能出现胃肠道反应、头晕 2. 在用药后第 1,3,6 个月检查血钙和肌酐,以后每 6 个月检查一次。如果血钙升高,立即停止治疗,直至血钙恢复正常 3. 服用期间必须保持适当的水摄入量

（续表）

名称	适应证	用法用量	禁忌证	注意事项
阿法骨化醇	用于骨质疏松症,肾性骨病,甲状旁腺功能减退症及其他能引起维生素D代谢异常	0.25 μg/次,可根据患者的反应逐月增加剂量,最大剂量为 0.5 μg/次 b.i.d.	1. 对维生素D及其类似物过敏 2. 高钙血症;高磷酸盐血症(伴有甲状旁腺功能减退除外);高镁血症 3. 有维生素D中毒迹象者禁用	1. 大剂量服用可能出现胃肠道反应、头晕 2. 开始用药时,每1~4周检查1次血钙。如果发生高血钙,立即停止治疗直到血钙恢复正常(1周),然后再以半量开始治疗 3. 肝功能不全者不宜使用

表 5 - 4 双膦酸盐类（抗骨吸收药物）

名称	适应证	用法用量	禁忌证	注意事项
依替膦酸盐（第一代膦酸盐）	用于防治女性绝经后骨质疏松症或糖皮质激素性骨质疏松	200 mg b.i.d.于两餐间空腹服用,连用2周,然后停药10周,在(停药期间)每日服用钙剂和维生素D。每3个月为1个疗程,周期性重复上述治疗	1. 对本药过敏者 2. 骨软化症患者 3. 导致食管排空延迟的食管异常(如食管狭窄、食管失弛缓症)患者	1. 口服的主要副作用是胃肠道反应,需注意预防药物对食管和胃黏膜的损伤 2. 静脉给药的主要副作用是引起一过性发热、骨痛、肌痛等类流感样反应。给药前必须进行适当补水,尤其是车利病接受利原剂

（续表）

名　称	适　应　证	用　法　用　量	禁　忌　证	注　意　事　项
阿仑膦酸盐（第二代膦酸盐）	防治女性绝经后或糖皮质激素性骨质疏松症，治疗男性骨质疏松症	10 mg，每日1次；或70 mg/次，每周空腹服用1次	活动性上消化道疾病（如吞咽困难、食管疾病、胃炎、十二指肠炎、溃疡）或近1年内有胃肠道病史（如消化性溃疡、活动性胃肠道出血或消化道手术）的患者禁用（幽门成形术除外）	治疗者 3. 阿仑膦酸盐、利塞膦酸盐、伊班膦酸应在早晨进餐或服药前至少30 min用200~300 mL白开水送服，直立位整片吞服，不可嚼碎或含服。服药后30 min内不要立即躺下或进食，服其他药，以使药物顺利进入胃内，避免食管刺激 4. 不应在睡觉前或起床时服用 5. 依膦酸盐需与食物、饮料或其他药物间隔2 h服用 6. 需与钙剂和维生素 D 的服用时间间隔数小时 7. 消化道溃疡、反流性食管炎的患者慎用口服药物 8. 治疗糖皮质激素性骨质疏松，疗程与糖皮质激素相同 9. 肾功能不全者需慎用或酌情减量，特别是静脉应用双膦酸盐者。严重肾功能损伤（Ccr<35 mL/min）的患者禁用 对有严重牙周病或需行多次牙
利塞膦酸盐（第三代膦酸盐）	用于防治女性绝经后骨质疏松症	每次5 mg，每日空腹口服1次；或35 mg，每周空腹口服1次	1. 对本药过敏者 2. 低钙血症患者 3. 无法站立或端坐至少30 min者 4. 导致食管排空延迟的食管异常（如食管狭窄或弛缓）患者	
伊班膦酸（第三代膦酸盐）	用于防治女性绝经后骨质疏松症	1. 治疗女性绝经后骨质疏松：150 mg/次，每月口服1次；或每3个月静脉注3 mg（持续>2 h） 2. 治疗糖皮质激素性骨质疏松症：每3个月静脉滴注2 mg（持续>2 h）	1. 对本药或其他双膦酸盐类药过敏者 2. 重度肾功能不全（Ccr<30 mL/min）者 3. 未纠正的低钙血症患者 4. 儿童、妊娠期妇女、哺乳期妇女	

（续表）

名称	适应证	用法用量	禁忌证	注意事项
唑来膦酸（第三代膦酸盐）	用于治疗女性绝经后骨质疏松和变形性骨炎，是目前作用最强的双膦酸盐	治疗女性绝经后骨质疏松症：5 mg/次，稀释后每次静脉滴注≥15 min，每年静脉滴注1次	1. 对本药或其他双膦酸盐类药过敏者 2. 低钙血症患者 3. 急性肾功能损害者 4. 妊娠期-哺乳期妇女	科手术者不建议新加用双膦酸盐，或在停用双膦酸盐3个月

表 5 - 5　降 钙 素

名称	适应证	用法用量	禁忌证	注意事项
鲑鱼降钙素	通常用于伴有疼痛的患者，特别适用于高转换型骨质疏松症、变形性骨炎、急性高钙血症或高钙血症危象的患者	1. 注射剂：50 IU，皮下/肌内注射，根据病情每周2~7次或每周100 IU，隔日皮下/肌内注射1次 2. 喷鼻剂：200 IU/次，每日或隔日1次，双鼻孔交替使用	已知对鲑鱼降钙素或本品中其他任何赋形剂过敏者	1. 可能出现恶心、呕吐、头晕，轻度面部潮红伴热感，过敏反应 2. 喷鼻剂的副作用有少且轻微 3. 需同时加服钙剂和维生素D 4. 治疗糖皮质激素性骨质疏松症时，疗程与激素相同
依降钙素		肌内注射：每次10 IU，每周2次或每次20 IU，每周1次	已知对本品或本品中其他任何赋形剂过敏者	1. 可能出现恶心、呕吐、面部潮红、热感、眩晕、步态不稳，偶见头痛、耳鸣手足搐搦、肝酶升高、低钠血症 2. 较易发生过敏反应。过敏体质者，有支气管哮喘或既往哮喘病史的患者慎用

表 5-6 雌激素/性激素

名 称	适 应 证	用 法 用 量	禁 忌 证	注 意 事 项
雌二醇	用于 60 岁以下的围绝经期和绝经后妇女绝经期和泌尿生殖道萎缩症状的妇女,以预防治愈早期绝经症;也适用于卵巢因原切除或各种原因卵巢功能衰竭的患者	女性绝经后骨质疏松症:口服制剂:0.5~1 mg q.d.,共 21 d,停药 7 d;或每日 1 次,共 25 d,也可持续给药 透皮贴剂:1~2 片/次,贴在臀部、背部或腹部。每周使用需轮换位置。每周使用 1 次,共 3 周,之后停药 7 d 或持续使用	绝对禁忌证:现患或曾患雌激素依赖性恶性肿瘤、乳腺癌、子宫内膜癌,不明原因的阴道出血,严重肝脏疾病(如活动性肝炎、肝脏肿瘤、静脉血栓栓塞性疾病或其病史,结缔组织病 相对禁忌证:子宫肌子宫内膜异位症,有乳腺癌家族史,胆囊疾病,垂体泌乳素瘤,正在服用抗癫痫药或利福平等可	1. 治疗初期可能出现恶心、乳房触痛、头痛,不规则阴道出血(突破出血或点滴性出血),痤疮、情绪改变。这些情况通常随用药时间的延长而逐渐缓解 2. 有子宫的妇女,每个月需给予孕激素 10 d 以上 3. 下列患者慎用:有乳腺癌或子宫内膜癌病史、有绝经前乳腺癌、有深静脉血栓栓塞的危险因素、肝病患者
结合雌激素		女性绝经后骨质疏松症:口服制剂 0.625 mg q.d.,周期或持续给药	影响雌激素类药物代谢的其他药物,大量吸烟者(≥15 支/d),或存在多个心血管危险因素	合并高血压或吸烟超过 10~15 支/d 者出现冠心病和脑卒中的风险可能增高
地屈孕酮		雌激素持续或周期给药者:10~20 mg/d,于每一周期的后 12~14 d 服药	性心脏病、血脂异常、有脑卒中病、患有糖尿病或伴有肾功能异常者,有合并症的瓣膜性心脏病、有肺动脉高压、房颤,亚急性心内膜炎病史,患有	1. 可能出现阴道不规则出血、头痛、水肿、痤疮、乳房触痛 2. 有子宫的妇女,每个月给予孕酮 10 d 以上 3. 下列患者慎用:心、肾功能不全、糖尿病、哮喘病、癫痫、偏头痛、

（续表）

名 称	适 应 证	用 法 用 量	禁 忌 证	注 意 事 项
环丙孕酮		周期或维持给药：2 mg q.d.，每个月经周期的最后 12 d 服药	良性或恶性肿瘤，或有葡萄胎病史，患有内分泌疾病，有反复发作的严重头痛、偏头痛	抑郁及存在其他可能因水肿、肝功能损害而加重的疾病
甲羟孕酮		周期给药：5 mg q.d.，于每个月经周期的第 1 天开始服药，每月口服 14 d；持续给药：2.5~5 mg q.d.		
炔诺酮		周期给药：1 mg q.d.，每 28 d 服药 10~21 d；持续给药：1 mg q.d.		

表 5-7 锶 盐

名 称	适 应 证	用 法 用 量	禁 忌 证	注 意 事 项
雷奈酸锶	用于治疗绝经后和老年性骨质疏松症	女性绝经后骨质疏松症：2 g/次/日，睡前口服，长期使用	对本药过敏者	1. 可能出现头痛、恶心、腹泻、皮炎、湿疹 2. 与含有钙的药品应至少间隔 2 h 服用

名　称	适应证	用法用量	禁忌证	注意事项
				3. CCr<30 mL/min，具有高静脉血栓风险包括有其既往史者应慎用 4. 本品含有苯丙氨酸的原料，可能对高苯丙氨酸血症的人群有害

表5-8　选择性雌激素受体调节剂（SERM）

名　称	适应证	用法用量	禁忌证	注意事项
雷洛昔芬	用于治疗无更年期症状、无血栓栓塞性疾病的绝经后骨质疏松症	防治女性绝经后骨质疏松症：60 mg q.d.	1. 对本药过敏者 2. 严重肝功能损害者（包括胆汁淤积） 3. 严重肾功能损害者 4. 原因不明的子宫出血者 5. 子宫内膜癌患者 6. 现有或曾有静脉血栓栓塞性疾病（VTE）（包括深静脉血栓、肺栓塞和视网膜静脉血栓）患者 7. 妊娠期妇女以及可能妊娠的妇女	1. 可能出现血栓栓塞、潮热、小腿痛性痉挛、肝功能异常 2. 有严重肾绝经相关症状的患者暂不使用 3. 不推荐与全身雌激素合用 4. 对高三酰甘油血症病史者应监测血清三酰甘油水平 5. 需同时服用钙剂和维生素D

表 5 - 9 甲状旁腺素 (PTH)

名　称	适　应　证	用　法　用　量	禁　忌　证	注　意　事　项
特立帕肽	用于有严重骨质疏松症状和骨折的绝经后女性，也可考虑用于男性或糖皮质激素性骨质疏松症。与抗骨吸收药合用可减轻糖质骨分解反应（雌激素、双膦酸盐、降钙素）	每日 20 μg，于大腿或腹部皮下注射疗程：最长疗程为 24 个月，终身仅可接受 1 次为期 24 个月的治疗。用于预防糖皮质激素性骨质疏松症时，适用于相当于泼尼松剂量≥ 5 mg/d，持续用药 ≤ 1 个月，或正在（何用药剂量持续用药> 1 个月）的骨折高危患者 [FRAX 评估结果为重要部位骨质疏松性骨折风险≥ 20%）。有任依口能的女性患者仅在糖皮质激素治疗≥ 3 个月，相当于泼尼松用量≥ 7.5 mg/d 时才使用的比较	1. 对特立帕肽或本品任何辅料立敏者 2. 妊娠及哺乳期妇女，高钙血症患者严重骨质疏松和糖皮质激素性骨质疏松以外的其他骨骼代谢病（包括甲状旁腺功能亢进谢疾病（包括甲状旁腺 Paget disease）病] 3. 不明原因的碱性磷酸酶升高 4. 之前接受过外照射或骨骼植入放射性治疗的患者 5. 本品的治疗范围应排除骨转移性肿瘤或伴有骨转移的患者	1. 可能出现胃肠道反应，肢体疼痛、肌肉痛性痉挛、头痛和眩晕、心悸、低血压、贫血、坐骨神经痛、呼吸困难、出汗增加、高胆固醇血症、疲乏、无力、胸痛、注射部位反应 2. 不应用于骨肉瘤风险增加的患者（如骨骺未闭合的儿童和青年） 3. 活动性或新发尿石症、中度肾功能不全用药应不全患者慎用

表 5 - 10 其他药物

名　称	适　应　证	用　法　用　量	禁　忌　证	注　意　事　项
四烯甲萘醌	用于治疗绝经后骨质疏松症	15 mg，每日 3 次，饭后口服	禁用于正在使用华法林的患者	可能出现胃肠道反应，口腔炎、便秘、水肿、头痛、肝酶或尿素氮 (BUN) 升高

第四节 案例评述

一、临床药学监护要点

(一) 抗骨质疏松的治疗

1. 根据患者个体情况(骨密度、年龄、身高、体重和骨质疏松危险因素)进行风险评估 根据患者的个体情况如肝肾功能、并发症等进行综合考虑,选择合适的治疗药物,避免不良事件的发生。

2. 抗骨质疏松药物的选择取决于患者的分型

(1) 治疗老年性骨质疏松症的药物:可选择钙剂、维生素 D 和一种骨吸收抑制剂(双膦酸盐尤其是阿仑膦酸钠)的"三联药物"治疗,为目前较为公认的治疗方案。联合应用的疗效协同或加强,对老年人能够降低甚至逆转骨丢失,增加骨密度,降低骨折的风险。由于降钙素对骨骼的特殊作用,疗效迅速,因而被誉为"修复骨骼的工程师",在国际上作为防治老年性骨质疏松和老年性腰腿痛的首选药。

(2) 治疗妇女绝经后骨质疏松的药物:在基础治疗即钙剂+维生素 D 的基础上,联合雌激素或选择性雌激素受体调节剂治疗,又称激素替代方法(hormone replacement therapy,HRT)。其理论基础在于:无论男性、女性,性激素均明显影响终身的骨健康,包括青春期分泌的性激素,能充分增加骨密度和峰值骨量。女性青春期及其后的青年期,能够持续地分泌雌激素,对峰值骨量的维持至关重要;绝经期雌激素分泌减少,是随后骨密度丢失的重要原因;男性儿童和成人产生的睾酮,对达到和维持峰骨量同样重要,雌激素也起到重要的作用;与其他药如双膦酸盐、氟化物相比对髋骨骨密度的增加比腰椎明显。

HRT 治疗有下列作用:减轻绝经期妇女血管运动失常的症状和泌尿生殖器的萎缩;减少脊柱和髋关节发生骨折的危险性;维持绝经期妇女脊椎骨密度;提高绝经期妇女的生活质量,减轻疼痛并缓解症状。

HRT 联合应用孕激素可预防子宫内膜癌,但不宜使用 HRT 预防心脏病。此外,降钙素可用于妇女绝经后骨质疏松的治疗。

(3)治疗继发性骨质疏松的药物:继发性骨质疏松具有特定的原因,尤其应注意甲状腺功能亢进、甲状旁腺功能亢进、多发性骨髓瘤、肾小管酸中毒等原发疾病的治疗。对高尿钙继发性甲状腺功能亢进,应用氢氯噻嗪一日 12.5~25 mg 治疗,可明显减轻尿钙的丢失。降钙素有止痛作用,可用于骨折或骨骼畸形所引起的慢性疼痛。

(4)治疗肾上腺皮质激素所致骨质疏松的药物:肾上腺皮质激素可刺激破骨细胞的骨吸收和抑制成骨细胞的骨骼形成。在治疗上可应用双膦酸盐,如帕米膦酸钠、阿仑膦酸钠等。一旦发生骨丢失,只有抗骨吸收药能明显增加骨密度,减少骨折风险。补钙和口服维生素 D 400~800 IU,仅可减少骨丢失量,不能增加骨量。

3. 剂量的调整 根据患者的肝肾功能及钙磷等生化指标进行调整,特别关注血钙水平,避免钙磷代谢失调等电解质紊乱症状,降低骨折风险。肾功能不全的患者计算患者的肾小球滤过率(eGFR),确定给药剂量。

4. 药物相互作用的关注 抗骨质疏松药物的种类繁多,作用机制各不相同,避免同种机制的药物重复给药。

5. 药物不良反应的监护 应关注胃肠道不良反应,监测血钙和肌酐水平,避免电解质紊乱。维生素 D、降钙素等注意过敏反应。性激素类药物注意生殖系统的不良反应。

（1）阿仑膦酸钠/阿仑膦酸钠维 D_3：阿仑膦酸钠可能对上消化道黏膜产生局部刺激。故必须在每天第一次进食，喝饮料或应用其他药物治疗之前的至少半小时，用温开水送服，因为其他饮料（包括矿泉水）、食物和一些药物有可能会降低其吸收而减弱阿仑膦酸钠的效果。为尽快将药物送至胃部，降低对食管的刺激，本品应在清晨用一满杯温开水（175～250 mL）送服，并且在服药后至少30 min 之内和当天第一次进食前，患者避免躺卧，不应在就寝时及清早起床前服用。

如果饮食中钙摄入不足，患者可额外补充钙剂。对于维生素 D 缺乏的高风险患者（如年龄大于 70 岁，哺乳或慢性疾病），可能需要增加维生素 D 的补充量。对于胃肠道吸收不良综合征患者，可能需要补充较高剂量维生素 D，可以考虑检测 25 -（OH）D_3 水平。在开始治疗前、必须纠正低钙血症。应对其他可影响矿物质代谢的疾病（如维生素 D 缺乏）进行有效治疗。对于这些患者，在治疗期间应监测血钙和低钙血症的症状，防止轻度无症状的血钙、磷水平下降。

对于老年人或轻中度肾功能不全患者（CCr 35～60 mL/min）不需要进行剂量调整。由于缺乏相关用药经验不推荐在更严重的肾功能不全（CCr<35 mL/min）患者中应用阿仑膦酸钠维 D_3 片。治疗绝经后妇女骨质疏松症推荐剂量是每周 1 次，每次 1 片。治疗男性骨质疏松症以增加骨量，推荐剂量是本品每周 1 次，每次 1 片。

维生素 D 的推荐摄入量为 400～800 IU/d。阿仑膦酸钠维 D_3 片每周应用 1 片能提供相当于每天 400 IU 的维生素 D。不应单独应用本品治疗维生素 D 缺乏［通常定义为 25 -（OH）D_3 水平低于 9 ng/mL］。对于与 1,25 -（OH）$_2D_3$ 过度生成相关的疾病（如白血病、淋巴瘤、肉状瘤病等）患者，补充维生素 D 可能会加重高钙血症和（或）高钙尿。在这些患者中，应该监测血钙和尿钙水平。

（2）唑来膦酸注射液：对于骨质疏松症的治疗，推荐剂量为 1 次静脉滴注 5 mg，每年 1 次。

使用前检查肾功能,确保 CCr≥35 mL/min。检查血钙,如患者低血钙,需要先纠正血钙。检查心电图来筛查严重房颤人群。

使用时,患者应充分水化(用药前后各补水约 500 mL),静脉滴注时间至少 15 min。具体步骤为静脉滴注,每次 100 mL:5 mg。给药时间定于 10:00,先静脉滴注生理盐水 500 mL,再静脉滴注唑来膦酸 100 mL,滴速为 30 滴/分。鼓励患者多饮水,在用药前 1 周,日饮水量不少于 2 000 mL,对不能饮水者给予生理盐水 2 000 mL/d,保证日尿量在 2 000 mL 以上。

唑来膦酸在静脉滴注时不可与其他治疗药物混合,或与其他药物同时静脉给药。

患者 3 d 内出现的发热、流感样症状等一过性症状属于正常现象,通常在 3 d 内逐渐缓解。如果患者无法耐受可以使用 NSAIDs 药物对症处理。患者需要日常补充钙剂和维生素 D。维持良好的口腔环境,尽量避免口腔大手术如换全口义齿等,如果有拔牙等口腔小手术,须定期牙科复查。

肝功能不全患者,无须调整剂量。

(3)鲑鱼降钙素:常用于骨质疏松伴疼痛的患者,为多肽类物质,过敏反应较为多见,用药前需补充钙剂和维生素 D 数日。过敏体质者使用前必须进行皮肤试验。皮肤试验方法如下:(50 IU/支)用 T.B 注射器取 0.2 mL,用生理盐水稀释至 1 mL,皮下注射 0.1 mL(约 1 IU),观察 15 min,注射部位不超过中度红色为阴性,超过中度红色为阳性。

长期卧床治疗的患者,每月需检查血液生化指标和肾功能。

治疗过程中如出现耳鸣、眩晕、哮喘应停用。

(二) 补充治疗

补充治疗期间,监测患者血钙和血肌酐水平是否均处于正常范围内,告知患者出院后必须定期复查血生化指标,特别关注血钙水平。一旦血钙浓度高于正常值,要及时寻求医师或药师的帮助。

补钙的最佳时间是每天临睡前。在一日三餐饮食中,人体可以从食物中摄入 300~400 mg 甚至更多的钙,机体通过钙调节机制从尿液排出钙,血液可以随时从食物中得到补充来维持血钙的水平。到了夜间,人体不再进食,而尿液会照常形成,血液中的一部分钙不断进入尿液,这时为了维持正常的血钙水平,机体就需要动用钙库即骨骼中的钙。临睡前补钙可以为夜间的这种钙调节机制提供钙源,减少体内动用骨钙;此外钙还有镇静作用,有助于睡眠。

骨质疏松症的高危患者补充的维生素 D 剂量为 400~800 IU/d($10~20\ \mu g/d$);治疗骨质疏松症时,剂量可为 800~1 200 IU/d,以维持血 $25-(OH)D_3 \geqslant 30$ mg/L。需要与钙剂和其他治疗药物合用。起效慢,但作用时间长。

(三) 并发症治疗

案例中患者住院期间未出现胃肠道和心血管方面的不适症状。患者在住院后期腰背部疼痛减轻,出院后不再服用塞来昔布胶囊。药师告知患者出院后不要擅自服用止痛药,出现疼痛明显等症状要及时就医,在医师或药师的指导下服用止痛药物。

长期使用塞来昔布可能增加严重心血管血栓不良事件、心肌梗死和卒中的风险。塞来昔布不易引起胃肠道症状(如胃肠道溃疡)。

二、常见用药错误归纳与要点

1. 口服抗骨质疏松药物服用方法不合理 阿仑膦酸钠应在早餐前至少半小时用温开水送服,服药后 30 min 内不要平卧,保持直立体位(站立或坐立)。服药 2 h 内避免食用高钙食品(如牛奶或奶制品)及含矿物质的营养补充剂或抗酸药。

2. 补钙时机与剂量不适宜 口服补充的元素钙量为1~1.5 g/d,宜将全日剂量分次服用。胃酸缺乏者宜在餐后立即服用。补钙的最佳时间是在每天临睡前。注意用药前后血钙或尿钙的变化,补充超大剂量钙剂可能增加肾结石和心血管疾病发生的风险。

3. 补充维生素 D 所选种类不适宜　骨质疏松患者宜选用活性维生素 D_3，即骨化三醇和阿法骨化醇，前者无须经肝肾羟化，直接参与骨矿代谢，主要用于绝经后骨质疏松症、慢性肾衰竭患者的肾性骨营养不良。后者需要经肝脏 25 -羟化酶羟化后才具有活性。老年人肾脏的羟化酶含量减少，不能把肝脏形成的 25 -(OH) D_3 转化为 1 , 25 -(OH) $_2D_3$，但其肝脏的羟化酶含量却很正常，因此老年人应该选择阿法骨化醇。一些肝肾功能不全的患者，不能把维生素 D_3 转化为 1 , 25 -(OH) $_2D_3$，可以直接选择具有生物活性的 1 , 25 -(OH) $_2D_3$，即骨化三醇。

4. 降钙素鼻喷剂使用不规范　首次使用鼻喷剂之前，手持鼻喷瓶，用力按压瓶盖，至出现咔嚓声，然后放松，重复操作，以便启动排气泵直至释放均匀细小的气雾。将头略向前倾，将鼻喷瓶口插入一侧鼻孔，确保瓶口与鼻腔成直线，以便喷剂充分扩散。按压瓶盖一次然后松开，喷压一个剂量后用鼻子深吸气几次，以免药液流出鼻孔。不要立即用鼻孔呼气。如果医师嘱咐一次用药两喷，则在另一个鼻孔重复操作一次。每次用完后盖好瓶盖，以免瓶口堵塞。喷药到规定次数后，尚有小部分药液残留在瓶中。一旦使用，喷雾瓶应储藏在室温下，并且在 1 个月内使用完。如果喷雾器阻塞，可以通过强力的按压启动装置来解除，不要使用尖锐的物体损伤喷雾器。

5. 药物相互作用未重视

（1）同时服用钙补充制剂、抗酸药物和其他口服药物可能会干扰阿仑膦酸钠吸收。因此，患者在服用阿仑膦酸钠片半小时后，才可服用其他药物。

（2）唑来膦酸与氨基糖苷类药物合用时应慎重，因氨基糖苷类药物具有降低血钙的协同作用，可能延长低血钙持续的时间。唑来膦酸与利尿剂合用时可能会增加低血钙的风险，与沙利度胺合用时会增加多发性骨髓瘤患者肾功能异常的风险。

第五节　规范化药学监护路径

　　参照骨质疏松的临床路径中的临床治疗模式与程序,建立骨质疏松治疗的药学监护路径(表5-11)。其意义在于规范临床药师对骨质疏松患者开展有序、适当的临床药学服务工作,并以其为导向为骨质疏松患者提供个体化的药学服务。

表5-11 骨质疏松药学监护路径

适用对象:第一诊断为原发性骨质疏松症

患者姓名: ＿＿＿＿ 性别: ＿＿＿ 年龄: ＿＿＿

门诊号: ＿＿＿＿ 住院号: ＿＿＿＿

住院日期: ＿＿＿年＿＿月＿＿日 出院日期: ＿＿＿年＿＿月＿＿日

标准住院日:10 d 内

日期	住院第1天	住院第2天	住院第3天	住院第4~8天	住院第9~10天
主要诊疗工作	□药学问诊(附录1) □用药重整	□药学评估(附录2) □药历书写(附录3)	□抗骨质疏松方案分析 □完善药学评估 □制订监护计划 □骨质疏松症宣教	□医嘱审核 □疗效评价 □不良反应监测 □用药注意事项	□药学查房 □完成药历书写 □出院用药教育
重点监护内容	□一般患者信息 □药物相互作用审查 □其他药物治疗相关问题	□膳食营养评估 □骨质疏松诊疗评估 □既往病史评估 □用药依从性评估	□综合治疗方案 □抗骨质疏松治疗方案 □补充剂治疗方案 □抗炎止痛方案 □其他医嘱	病情观察 □参加医生查房,注意病情变化 □药学独立查房,观察患者药物反应,检查药物治疗相关问题 □查看患者服药情况 □检查监测报告指标变化 □药师记录 监测指标 □血常规、尿常规、大便常规+潜血 □肝肾功能、电解质、血脂	治疗评估 □疗效 □不良反应 出院教育 □正确用药 □患者自我管理 □定期门诊随访 □监测骨密度、血钙、血磷

（续表）

日期	住院第 1 天	住院第 2 天	住院第 3 天	住院第 4~8 天	住院第 9~10 天
				□ 肿瘤标志物 □ 尿钙、尿磷、碱性磷酸酶、性激素、25-(OH)D₃、甲状旁腺激素、甲状腺功能检查 □ 内分泌腺体功能评估（甲状腺、肾上腺、性腺、甲状旁腺、垂体） □ 血沉、抗O、类风湿因子 □ 骨密度测定 □ 胸片、心电图、腹部超声 □ 高危骨折部位的 X 线片检查 □ 除外继发性骨质疏松的相关检查：M 蛋白鉴定	
病情变异记录	□无 □有，原因： 1. 2.	□无 □有，原因： 1. 2.	□无 □有，原因： 1. 2.	□无 □有，原因： 1. 2.	□无 □有，原因： 1. 2.
药师签名					

徐浣白 侯幸赟

第六章

痛风和高尿酸血症

第一节 疾病基础知识

【病因和发病机制】

尿酸是人体嘌呤代谢的产物。人体嘌呤来源有两种,内源性依赖自身合成或核酸降解的约占体内总尿酸量的80%;外源性的为摄入的嘌呤饮食,约占体内总尿酸量的20%。在正常生理状态下,体内尿酸池为1 200 mg,每天产生尿酸约700 mg,排出800~1 000 mg,其中1/3从肠道和胆道排泄,2/3经肾脏排泄,另有极少量由汗腺排泄。体液中的尿酸98%以单钠尿酸盐的形式存在,尿酸盐在体内的溶解度受pH和温度的影响显著。正常体温时,血浆尿酸盐最大的溶解限度为416.5 μmol/L,该理化指标用来判断高尿酸血症(hyperuricemia,HUA)。尿酸经肾小球滤过、近端肾小管重吸收、分泌和分泌后重吸收四个步骤,最后只有6%~10%的尿酸经肾小球滤过排出体外。正常情况下,人体每天产生和排泄的尿酸基本上保持动态平衡,血尿酸水平受年龄、性别、种族、遗传、饮食习惯、药物、环境等多种因素影响。凡是影响血尿酸生成和排泄的因素均可以导致血尿酸水平增高。

1. 病因 HUA按病因可分为原发性和继发性两类,原发性占绝大多数。原发性的多因先天性嘌呤代谢异常所致,确诊需排除其他疾病;继发性的则主要由于肾脏疾病致尿酸排泄减少,骨髓增生性疾病致尿酸生成增多,某些药物抑制尿酸的排泄等多种原因所致。

2. 发病机制

（1）HUA：肾脏尿酸排泄相关酶基因突变导致肾小管尿酸分泌功能障碍，使尿酸排泄减少，是引发 HUA 的主要原因。部分患者由于尿酸合成相关酶基因突变而导致嘌呤合成代谢过程中产生过多尿酸。另外，肾脏尿酸盐转运蛋白编码基因突变可导致肾小球滤过尿酸减少和（或）肾小管重吸收增加，使尿酸排泄减少，引发 HUA。

（2）痛风：临床上仅有部分 HUA 患者发展为痛风，当血尿酸浓度过高和（或）在酸性环境下，析出的尿酸盐结晶沉积在骨关节、肾脏和皮下等组织器官，激活肥大细胞、单核巨噬细胞系统，产生一系列复杂的细胞内级联反应，同时分泌炎症因子促进炎症的发生发展，包括白细胞介素（IL）- 1β、IL - 6、IL - 8 及肿瘤坏死因子 - α（TNF - α）等，造成组织器官病理学改变，导致痛风性关节炎、痛风肾和各部位的痛风石等。

【诊断要点】

1. 临床表现　临床多见于 40 岁以上的男性，女性多在更年期后发病。常有家族遗传史。

（1）无症状期：仅有波动性或持续性 HUA，从血尿酸增高至症状出现的时间可长达数年至数十年，有些可终身不出现症状，但随年龄增长，痛风的患病率增加，并与 HUA 的水平和持续时间有关。

（2）急性痛风性关节炎期：常有以下特点。① 多在午夜或清晨突然起病，多呈剧痛，数小时内出现受累关节的红、肿、热、痛和功能障碍，单侧踇趾及第 1 跖趾关节最常见，其余依次为踝、膝、腕、指、肘关节；② 秋水仙碱治疗后，关节炎症状可以迅速缓解；③ 发热；④ 初次发作常呈自限性，数日内自行缓解，此时受累关节局部皮肤出现脱屑和瘙痒，为本病特有的表现；⑤ 可伴 HUA，但部分患者急性发作时血尿酸水平正常；⑥ 关节腔滑囊液偏振光显微镜检查可见双折光的针形尿酸盐结晶是确诊本病的依据。受寒、劳累、饮酒、高蛋白高嘌呤饮食及外伤、手术、感染等均为常见的发病诱因。

（3）痛风石及慢性关节炎期：痛风石是痛风的特征性临床表现，常见于耳轮、跖趾、指间和掌指关节，常为多关节受累，且多见于关节远端，表现为关节肿胀、僵硬、畸形及周围组织的纤维化变性，严重时患处皮肤发亮、菲薄，破溃时则有豆渣样的白色物质排出。形成瘘管时周围组织呈慢性肉芽肿，虽不易愈合但很少感染。

（4）肾脏病变：① 痛风性肾病起病隐匿，早期仅有间歇性蛋白尿，随着病情的发展蛋白尿呈持续性，伴有肾浓缩功能受损时夜尿增多，晚期可发生肾功能不全，出现水肿、高血压、血尿素氮和肌酐升高。少数患者表现为急性肾衰竭，出现少尿或无尿，最初 24 h 尿酸排出增加。② 尿酸性肾石病：10%～25% 的痛风患者肾有尿酸结石，呈泥沙样，常无症状，结石较大者可出现肾绞痛、血尿。当结石引起梗阻时导致肾积水、肾盂肾炎、肾积脓或肾周围炎，感染可加速结石的增长和肾实质的损害。

（5）眼部病变：肥胖的痛风患者反复发生睑缘炎，在眼睑皮下组织中发生痛风石。有的逐渐长大，破溃形成溃疡而使白色尿酸盐向外排出。部分患者可出现反复发作性结膜炎、角膜炎与巩膜炎。在急性关节炎发作时，常伴有虹膜睫状体炎。眼底视盘往往轻度充血，视网膜可发生渗出、水肿或渗出性视网膜剥离。

2. 实验室检查及其他辅助检查

（1）实验室检查：

1）血尿酸测定：血清标本，尿酸酶法。正常男性为 150～380 μmol/L（2.5～6.4 mg/dL），女性为 100～300 μmol/L（1.6～5.0 mg/dL），更年期后接近男性。血尿酸存在较大波动，应反复监测。

2）尿尿酸测定：限制嘌呤饮食 5 d 后，每日尿酸排出量超过 3.57 mmol（600 mg），可认为尿酸生成增多。

3）X 线检查：急性关节炎期可见非特征性软组织肿胀；慢性期或反复发作后可见软骨缘破坏，关节面不规则，特征性改变为穿凿样、虫蚀样圆形或弧形的骨质透亮缺损。

4）超声检查：对于临床表现不典型的痛风疑似患者，可考虑使用超声检查受累关节及周围肌腱与软组织以辅助诊断。超声在痛风患者中能较灵敏发现尿酸盐沉积征象，可作为影像学筛查手段之一，尤其是超声表现有双轨征时，可有效辅助诊断痛风，特异度为 97.3%～100%。

（2）其他辅助检查：

1）电子计算机 X 线体层显像（CT）与磁共振显像（MRI）检查：CT 扫描受累部位可见不均匀的斑点状高密度痛风石影像；MRI 的 T1 和 T2 加权图像呈斑点状低信号。对于血尿酸正常的痛风疑似患者，可考虑使用双源 CT 进行辅助诊断。双源 CT 能够特异性识别尿酸盐结晶，可作为影像学筛查手段之一，尤其是双源 CT 表现有尿酸盐结晶时，可有效辅助诊断痛风，但也应注意出现假阳性。考虑到双源 CT 的价格因素，建议仅在必要时进行检查。

2）根据患者临床特征并使用影像学检查仍然无法确诊时，可进行关节穿刺抽液，检查尿酸盐结晶存在与否。

3. 诊断标准 国际上将 HUA 的诊断标准定义为正常嘌呤饮食状态下，非同日两次空腹血尿酸水平：男性和绝经后女性 >420 μmol/L、非绝经期女性 >360 μmol/L 可诊断为 HUA。中老年男性如出现特征性关节炎表现、尿路结石或肾绞痛发作，伴有 HUA 应考虑痛风。关节液穿刺或痛风石活检证实为尿酸盐结晶可作出诊断。X 线、超声、CT 或 MRI 扫描检查对明确诊断具有一定的价值。急性关节炎期诊断有困难者，秋水仙碱试验性治疗有诊断意义。

【治疗】

1. 治疗原则 包括缓解痛风急性发作的症状，改善生活方式，积极治疗与血尿酸升高相关的心血管疾病和代谢性疾病危险因素，纠正 HUA，防止因尿酸盐沉积于肾脏、关节等组织器官引起的并发症，预防痛风复发。

2. *治疗方法*

（1）一般治疗：控制饮食总热量；限制饮酒和高嘌呤食物的大量摄入；每天饮水 2 000 mL 以上以增加尿酸的排泄；慎用抑制尿酸排泄的药如噻嗪类利尿药；避免接触诱发因素；积极治疗相关疾病等。

（2）HUA 的治疗：目的是使血尿酸维持在正常水平。

1）促进尿酸排泄的药物可以抑制近端肾小管对尿酸盐的重吸收，从而增加尿酸的排泄，降低血尿酸水平，适合肾功能良好并无尿酸盐结石形成的患者；用药期应多饮水，并服碳酸氢钠；剂量应从小剂量开始逐步递增。

2）抑制尿酸生成药物别嘌醇和非布司他通过抑制黄嘌呤氧化酶，使尿酸的生成减少，适用于尿酸生成过多或不适合使用促尿酸排泄药物者，与排尿酸药合用效果更好。

3）碱性药物碳酸氢钠可碱化尿液，使尿酸不易在尿中积聚形成结晶，长期大量服用可致代谢性碱中毒，并且因钠负荷过高引起水肿。

（3）急性痛风性关节炎期的治疗：绝对卧床，抬高患肢，避免负重，推荐及早（一般应在 24 h 内）进行抗炎止痛治疗。

1）痛风急性发作时，首先考虑缓解患者的临床症状。NSAIDs 通过抑制花生四烯酸代谢中的环氧化酶（COX）活性，进而抑制前列腺素的合成而达到消炎镇痛的目的。选择性 COX - 2 抑制剂能更有针对性地抑制 COX - 2，减少胃肠道损伤等副作用，可应用于有消化道疾病高危因素的患者。

2）秋水仙碱是治疗急性痛风性关节炎的特效药物，通过抑制中性粒细胞、单核细胞释放白三烯 B4、糖蛋白化学趋化因子、IL - 1 等炎症因子释放，同时抑制炎症细胞的变形和趋化，从而缓解炎症反应。

痛风急性发作期，对于 NSAIDs 有禁忌的患者，建议单独使用低剂量秋水仙碱。高剂量秋水仙碱（4.8 ~ 6.0 mg/d）能够有效缓解痛风急性发作期患者的临床症状,但其胃肠道不良反应发生率较高,容易导致患者因不良反应停药。低剂量秋水仙碱(1.5~1.8 mg/d)与高剂量秋水仙碱相比,在有效性方面无统计学差异,在安全性方面,不良反应发生率更低。低剂量秋水仙碱48 h内用药效果更好。

3)对急性痛风患者短期单用糖皮质激素(30 mg/d,3 d)可起到与NSAIDs同样有效的镇痛作用,且安全性良好,特别是对NSAIDs和秋水仙碱不耐受的急性发作期痛风患者,可作为备选药物。

4)发作间歇期和慢性期的处理:治疗目的是将血尿酸维持在正常水平,有较大痛风石或经皮溃破者可手术剔除痛风石。降尿酸治疗的目的是预防痛风关节炎的急性复发和痛风石的形成,帮助痛风石溶解。有研究显示,将患者血尿酸水平稳定控制在360 μmol/L以下,有助于缓解症状,控制病情。

5)其他:HUA和痛风常与代谢综合征伴发,应积极行降压、降脂、减重及改善胰岛素抵抗等综合治疗。

第二节 经典案例

案例一

（一）案例回顾

患者，男性，31 岁，身高 165 cm，体重 97 kg，体重指数 35.6 kg/m²；腰围 130 cm，臀围 109 cm，腰臀比 1.19。

【主诉】

左股骨痛 3 年余，加重 1 个月。

【现病史】

患者 3 年前无明显诱因出现左股骨痛，为持续性刺痛，疼痛剧烈，无他处放射痛，无畏光、流泪，无畏寒、发热、恶心、呕吐等不适，至当地卫生院就诊，予以地塞米松 2 片 q.d. 及双氯芬酸钠 2 片 q.d. 止痛，患者自觉疼痛较前减轻，因此一直服用两药治疗。服药一年后体重增加 18 kg 左右，出现满月脸、多血质面容、水牛背、腹部及背部及大腿内侧出现散在紫纹，患者未重视，未规律复查及诊治，未减停激素。1 个月前无明显诱因出现左股骨疼痛较前加重，至当地医院门诊就诊，查左股骨 X 线示左股骨头缺血性坏死；当地医院建议患者至上级医院治疗，患者今日至我院门诊，门诊以"医源性皮质醇增多症"收入我科。患病以来，患者精神体力欠佳，食欲睡眠一般，大小便无异常，体重增加近 20 kg。

【既往史】

平素体健，无高血压病史，无肝炎等传染病史，无手术史，无外伤史，无输血史，无药物、食物过敏史，预防接种随当地进行。

【社会史、家族史、过敏史】

生于原籍,在原籍长大,无长期外地居住史,无疫区居住史,无疫水、疫源接触史,无放射物、毒物接触史,无毒品接触史,无吸烟史,无饮酒史,无冶游史。父母健在,均体健,父母为近亲结婚(表兄妹关系)。无药物、食物过敏史。

【体格检查】

T 36.6℃,P 84 次/分,R 20 次/分,BP 121/84 mmHg。

多血质面容,满月脸,自动体位,腹部、背部及大腿内侧可见散在紫纹,双侧膝关节可见散在痛风石,大小约为 0.5 cm×0.5 cm;双下肢无水肿;其余未见明显异常。

【实验室检查及其他辅助检查】

1. 实验室检查

(1)血常规:WBC 13.87×10^9/L(↑),NEUT% 82.2%(↑),RBC 4.53×10^{12}/L,Hb 141 g/L,PLT 270×10^9/L,NEUT 11.4×10^9/L(↑),LYM% 11.2%(↓),HSCRP 3.33 mg/L(↑),CRP <5.0 mg/L。

(2)肝功能:ALT 140 U/L(↑),AST 50 U/L(↑),ALB 38 g/L(↓),GLO 26.4 g/L。

(3)血脂:LDL-C 5.61 mmol/L(↑),TG 4.02 mmol/L(↑),HDL-C 1.29 mmol/L(↓),TC 9.57 mmol/L(↑)。

(4)肾功能:Cr 97 μmol/L,UA 793 μmol/L(↑),BUN 4.72 mmol/L,电解质检查示基本正常。

(5)皮质醇节律:COR(0:00)0.43 μg/dL(↓),ACTH(0:00)<1.00 pg/mL(↓),COR(8:00)0.41 μg/dL,ACTH(8:00)<1.00 pg/mL(↓),COR(16:00)0.48 μg/dL(↓),ACTH(16:00)<1.00 pg/mL(↓)。

(6)25-(OH)D_3 12.41 ng/mL(↓),24 h 尿尿酸 2.57 mmol,24 h 总尿量 1 300 mL,尿 pH 5.5。

(7)入科快速血糖:空腹血糖 5.2 mmol/L,中餐后 2 h 血糖 10.1 mmol/L,晚餐前血糖 6.3 mmol/L,晚餐后 2 h 血糖 12.5 mmol/L。

（8）动态血压：24 h 平均血压 127/78 mmHg,最高收缩压164 mmHg,最高舒张压 109 mmHg。

2. 其他辅助检查

（1）左股骨 X 线：左股骨头缺血性坏死。

（2）心电图：基本正常。

（3）彩超检查：重度脂肪肝,前列腺多发钙化灶。

【诊断】

（1）医源性库欣综合征。

（2）痛风。

（3）高脂血症。

【用药记录】

1. 抗炎止痛　地塞米松片 0.75 mg p.o. q.d.(d1);泼尼松片5 mg p.o. 8:00,2.5 mg p.o. 16:00(d2 − 5),依托考昔片 120 mg p.o. q.d.(d3 − 5)。

2. 护胃　泮托拉唑肠溶胶囊 40 mg p.o. q.d.(d1 − 5)。

3. 补充维生素 D　维生素 D 滴剂 400 IU p.o. b.i.d.(d2 − 5)。

4. 降脂　阿托伐他汀片 20 mg p.o. q.n.(d2 − 5)。

5. 活血化瘀　银杏叶片 19.2 mg p.o. t.i.d.(d2 − 5)。

6. 降尿酸　非布司他 40 mg p.o. q.d.(d3 − 5)。

7. 碱化尿液　碳酸氢钠 0.5 g p.o. t.i.d.(d3 − 5)。

【药师记录】

入院第 1 天：患者入院前服用地塞米松片 2 片,入院后逐步减停激素,予地塞米松片 0.75 mg q.d.抗炎止痛治疗。地塞米松可导致胃溃疡,甚至消化道出血,给予泮托拉唑肠溶胶囊护胃。

入院第 2 天：患者左股骨缺血性坏死、皮质醇水平异常降低,考虑与患者长期服用地塞米松有关,逐步减停激素,予以停地塞米松片,给予泼尼松片 5 mg 8:00,2.5 mg 16:00;实验室检查 25 −(OH)D₃低,给予补充维生素 D 滴剂 400 IU b.i.d.。患者血脂异常增高,给予阿托伐他汀片 20 mg p.o. q.n.调脂治疗。患者诉头晕,予以银杏叶片活血化瘀,改善循环。

入院第 3 天:患者股骨疼痛及双足关节疼痛,为持续性刺痛,疼痛剧烈,无他处放射痛,给予依托考昔片止痛。结合血尿酸水平及尿沉渣检查结果,给予非布司他降尿酸治疗,碳酸氢钠碱化尿液。

出院带药:依托考昔片 120 mg p.o. q.d.,非布司他 40 mg p.o. q.d.(服药一周),继之非布司他 80 mg p.o. q.d.,泼尼松片 5 mg p.o. 8:00,2.5 mg p.o. 16:00(服药一周),然后 5 mg p.o. q.d.(服药一周),继之泼尼松片 2.5 mg p.o. q.d.服药一周后停药。维生素 D 滴剂 400 IU p.o. b.i.d.,泮托拉唑肠溶胶囊 40 mg p.o. q.d.(服用半个月);枸橼酸苹果酸钙片 1 g p.o. b.i.d.,银杏叶片 9.6 mg p.o. t.i.d.。

(二)案例分析

【抗炎止痛治疗】

考虑患者左股骨缺血性坏死、皮质醇水平异常降低,入院前服用地塞米松片 2 片,入院后逐步给予减停激素治疗,予地塞米松片 0.75 mg q.d.,第 2 天停地塞米松片,给予泼尼松片 5 mg 8:00,2.5 mg 16:00 治疗。

临床药师观点:在使用非布司他后,疼痛加剧,可能为降尿酸引起,给予加用依托考昔片止痛。患者每天给予泼尼松片联合依托考昔止痛合理。

【护胃治疗】

抗痛治疗,该患者采用了地塞米松片、泼尼松片等激素治疗。

临床药师观点:激素可使胃酸、胃蛋白酶分泌增加,抑制胃黏液分泌,降低胃肠黏膜的抵抗力,诱发或加剧胃、十二指肠溃疡,甚至造成消化道出血或穿孔,依托考昔片属于 NSAIDs,对胃肠道同样有损伤作用,因此给予泮托拉唑护胃合理。

【降尿酸及碱化尿液治疗】

患者诊断为痛风,血尿酸 793 μmol/L,24 h 尿尿酸 2.57 mmol,给予非布司他抑制尿酸生成。患者尿 pH 5.5,给予碳酸氢钠碱化尿液,促进尿酸排出,药物使用合理。

【调脂治疗】

患者 LDL-C、TG、TC 升高,并且患有重度脂肪肝。

临床药师观点:予阿托伐他汀片调脂治疗,用药合理。

【补充维生素 D 治疗】

患者左侧第 6 后肋陈旧性骨折及 25-$(OH)D_3$ 低下。

临床药师观点:给予补充维生素 D 滴剂治疗,用药合理。

【活血化瘀治疗】

患者头晕。

临床药师观点:予以银杏叶片活血化瘀,改善循环,给药合理。

(三) 药学监护要点

(1) 应定期检查血尿酸和尿尿酸,指导降尿酸药物的选择及剂量调整。碱化尿液并监测尿 pH,使尿液 pH 维持在 6.2~6.9,用药期间应足量饮水。

(2) 泼尼松片不可骤然停药,应缓慢减量;患者应监测血糖、血压变化情况,观察有无胃肠道不适。

(3) 阿托伐他汀使用时应注意询问患者有无肌肉触痛、压痛或疼痛等症状,有无疲劳、食欲减退、恶心、呕吐、右上腹痛或黄疸等症状。

(4) 应定期监测肝肾功能,血钙和血磷水平及尿钙排泄量,防止高钙血症和泌尿系统结石的发生。

案例二

(一) 案例回顾

患者,男性,16 岁,体重 97 kg。

【主诉】

右膝关节疼痛 1 周。

【现病史】

患者 9 岁时发现尿酸升高(具体不详),近 7 年来患者一直动态复查血尿酸情况,尿酸一直偏高(具体不详),因无不适症状,未给予特殊处理。1周前,患者无明显诱因出现右膝关节肿痛,为持续性胀痛,活动后加重,右膝处无发红发热,无足趾不适,无压痛,患者自行敷贴后疼痛症状消除,今为求进一步诊治来我科住院治疗。患病以来,患者精神体力可,食欲睡眠可,大小便无异常,体重无明显变化。

【既往史】

无高血压病史,无肝炎等传染病史,无手术史,无外伤史,无输血史,预防接种随当地进行。

【社会史、家族史、过敏史】

生于原籍,在原籍长大,无长期外地居住史,高中文化,无疫区居住史,无疫水、疫源接触史,无放射物、毒物接触史,无毒品接触史,无吸烟史,无饮酒史,无冶游史。未婚。父母健在,均体健,有糖尿病家族史。无药物、食物过敏史。

【体格检查】

T 36.2℃,P 52 次/分,R 20 次/分,BP 132/84 mmHg。肥胖体型,右侧腋窝下、左侧下腹部及双侧腹股沟可见紫色条纹,条纹中间颜色正常,无皮肤破损。其余未见明显异常。

【实验室检查及其他辅助检查】

1. 实验室检查

(1) 肝功能:ALT 22 U/L,AST 17 U/L,TBIL 11.8 μmol/L,DBIL 3.5 μmol/L,ALB 45.2 g/L,TP 77.1 g/L。

(2) 血脂:TC 4.18 mmol/L,TG 1.08 mmol/L,LDL－C 2.45 mmol/L,HDL－C 1.06 mmol/L(↓)。

(3) 肾功能:UA 850 μmol/L(↑),Cr 88 μmol/L,BUN 5.5 mmol/L。HbA1c 5.2%;FBG 4.8 mmol/L;空腹胰岛素 16 IU/mL。25－(OH)D$_3$ 15.43 ng/mL(↓);CRP 12.4 mg/L(↑),HSCRP＞5 mg/L(↑);ESR 8 mm/hr;PTH 39.54 pg/mL;电解质检查示正常。

(4) 皮质醇节律:ACTH(0:00)5.99 pg/mL(↓),COR(0:00)1.8 μg/dL(↓),ACTH(8:00)15.51 pg/mL,COR(8:00)9.4 μg/dL,

ACTH(16:00)28.09 pg/mL,COR(16:00)11.11 μg/dL。

（5）尿生化：24 h 尿尿酸 4.62 mmol(↑),24 h 尿蛋白 95 mg,24 h 尿肌酐 18.1 mmol(↑),24 h 总尿量 2200 mL,尿沉渣 pH 6。

（6）甲状腺激素：TT_3 1.88 nmol/L, TT_4 97.01 nmol/L, TSH 0.877 μIU/mL。

2. 其他辅助检查

（1）腹部超声：肝胆胰脾双肾输尿管膀胱未见明显异常。

（2）胸片：双肺野未见实质性病变。心膈未见异常。

（3）X 线片：右膝关节诸骨未见明显骨质异常现象,关节间隙可。

【诊断】

（1）高尿酸血症。

（2）单纯性肥胖。

【用药记录】

1. 改善微循环　前列地尔注射液 10 μg iv.gtt q.d.(d1－5)。

2. 小剂量地塞米松抑制试验　地塞米松片 1 mg p.o. s.o.s(d3)。

3. 降尿酸　苯溴马隆片 50 mg p.o. q.d.(d3－5)。

4. 碱化尿液　碳酸氢钠片 0.5 g p.o. t.i.d.(d3－5)。

【药师记录】

入院第 1 天：给予前列地尔注射液改善微循环。

入院第 3 天：行小剂量地塞米松抑制试验,苯溴马隆降尿酸,碳酸氢钠碱化尿液治疗。

出院带药：苯溴马隆片 50 mg p.o. q.d.,碳酸氢钠片 0.5 g p.o. t.i.d.。

（二）案例分析

【改善微循环】

患者右膝关节疼痛,给予前列地尔注射液加快局部血液循环,促进局部组织炎症的消退。

临床药师观点：前列地尔能够舒张血管平滑肌,发挥强大的扩血管作用,还通过降低血液黏度,改善红细胞变形能力从而改善微循环。选药合理。

【小剂量地塞米松抑制试验】

患者体型肥胖并且测得皮质醇异常。

临床药师观点:给予患者午夜口服地塞米松片 1 mg,鉴别正常人与皮质醇增多症。

【降尿酸】

患者血尿酸 850 μmol/L,肾功能正常,无尿路梗阻及结石,但是 24 h 尿尿酸排泄量 4.62 mmol,应用促尿酸排泄药物易促进尿酸结石形成或引起尿路梗阻。

临床药师观点:建议选用抑制尿酸生成的药物别嘌醇或非布司他片。

【碱化尿液】

尿 pH 6.2~6.9 有利于尿酸盐结晶溶解并从尿液排出,而患者尿 pH 6。

临床药师观点:使用碳酸氢钠碱化尿液合理,但碱化尿液过程中要检测尿 pH,低于适宜的范围。

(三)药学监护要点

(1)苯溴马隆应从小剂量开始,逐渐增加剂量,碱化尿液并监测尿 pH,使尿液 pH 维持在 6.2~6.9,用药期间应足量饮水。

(2)应定期检查血尿酸和尿尿酸,指导降尿酸药物的选择及剂量调整。长期应用还应监测肝肾功能。

案例三

(一)案例回顾

患者,男性,50 岁,身高 172 cm,体重 80 kg,腹围 95 cm。

【主诉】

四肢关节肿痛 10 年,加重 1 年,再发 1 周。

【现病史】

患者 3 年前无明显诱因出现右侧踝关节疼痛,伴关节红肿,无其余关节疼痛,1 周后自行好转。2 年前患者再发右侧关节疼痛,于医院就诊,诊断为痛风,予以秋水仙碱 1 片后患者疼痛好转。近5 个月患者左侧膝关节疼痛发作频繁,约 1 个月发作一次,持续时间较前延长,服用秋水仙碱后无明显缓解,4 d 前患者再发左侧跖趾关节疼痛,伴关节红肿,其余关节未诉疼痛,无头痛、头晕,无咳嗽、咳痰,无腹痛、腹泻不适,今为求进一步诊治入院。患者患病以来精神体力可,食欲睡眠可,大小便无异常,体重无明显变化。

【既往史】

自诉既往"慢性胃溃疡"病史 7 年。否认"高血压""冠心病""糖尿病"病史,否认"肝炎""结核"等传染病病史,无手术史,无外伤史,无输血史。

【社会史、家族史、过敏史】

生于原籍,在原籍长大,无长期外地居住史,无疫区居住史,无疫水、疫源接触史,无放射物、毒物接触史,无毒品接触史,无吸烟史,饮酒,每次 0.5 kg 白酒,酒龄 20 年,现未戒酒,无冶游史。已婚。配偶健康状况良好,子女健康。父母健在,均体健,家族中无传染病及遗传病史。无药物、食物过敏史。

【体格检查】

T 36.6℃,P 66 次/分,R 20 次/分,BP 160/105 mmHg。

双手关节畸形,可见多个痛风石,较大者约 3 cm×3 cm,质中,无压痛,较小者连成片,左手第 5 掌指关节处红肿。右足肿胀,发绀、足背、后跟及第 3 足趾背部可见皮肤破溃,内见豆腐渣样分泌物,有压痛,无明显皮温增高,有臭味。其余未见明显异常。

【实验室检查及其他辅助检查】

1. 实验室检查

(1) 血常规:WBC 7.84×10^9/L,NEUT% 74.7%,RBC 5.08×10^{12}/L,Hb 143 g/L,PLT 337×10^9/L,NEUT 5.85×10^9/L,LYM%

18.7%（↓），ESR 55 mm/hr（↑），HSCRP<5.0 mg/L，CRP 8.3 mg/L，PCT<0.1 ng/mL，PTH 32 pg/mL。

（2）肾功能：UA 671 μmol/L（↑），Cr 82 μmol/L，BUN 8.21 mmol/L。

（3）肝功能：ALT 19 U/L，AST 20 U/L，TBIL 6.4 μmol/L，DBIL 3.2 μmol/L，ALB 32.6 g/L（↓），TP 78.6 g/L，GLO 46 g/L（↑）。

（4）血脂：TC 4.86 mmol/L，TG 1.32 mmol/L，LDL－C 1.86 mmol/L，HDL－C 1.2 mmol/L（↓）；电解质检查示基本正常。

（5）心肌酶学：LDH 266 U/L（↑），α－HBDH 185 U/L（↑），CK－MB 28 U/L（↑）。

（6）尿沉渣分析：无明显异常。

（7）尿生化：UMA 69.7 mg/L（↑），UACR 2.49 mg/mmol，24 h 尿尿酸 1.9 mmol，24 h 尿尿素 51 mmol/L，24 h 尿蛋白 164 mg（↑），24 h 总尿量 1 400 mL。

（8）大便常规：无明显异常。

（9）风湿全套阴性，结核抗体阴性。

2. 其他辅助检查

（1）彩超（肾）检查：提示左肾多发结石。

（2）胸片+四肢 X 线检查：双肺野未见明显实质性病变，心膈未见明显异常，双足、双手骨质疏松，双手指间关节间隙变窄，双手、双足软组织肿胀，考虑系统性红斑狼疮（systemic lupus erythematosus，SLE）可能。

【诊断】

（1）痛风，伴痛风性肾病。

（2）骨质疏松症。

（3）左肾多发结石。

【用药记录】

1. 降尿酸　非布司他片 40 mg p.o. q.d.（d1－12）；苯溴马隆片 25 mg p.o. t.i.d.（d9－12）。

2. 碱化尿液　碳酸氢钠片 1 g p.o. t.i.d.(d1-12)。

3. 改善微循环　前列地尔注射液 10 μg iv.gtt q.d.(d1-10)。

4. 护胃　注射用泮托拉唑 30 mg iv.gtt q.d.(d1-10)。

5. 护肾　包醛氧淀粉胶囊 3.13 g p.o. t.i.d.(d1-8)。

6. 补维生素 D　阿法骨化醇胶囊 0.25 μg p.o. q.d.(d7-12)。

7. 止痛　双醋瑞因胶囊 50 mg p.o. b.i.d.(d7-12);通滞苏润江胶囊 0.9 g p.o. t.i.d.(d7-12);注射用地塞米松 5 mg i.m. q.d.(d9)。

【药师记录】

入院第 1 天:给予非布司他降尿酸,碳酸氢钠片碱化尿液,泮托拉唑护胃,前列地尔改善微循环,包醛氧淀粉胶囊护肾。

入院第 7 天:给予阿法骨化醇补钙,双醋瑞因胶囊联合通滞苏润江胶囊止痛。

入院第 8 天:停用包醛氧淀粉胶囊。

入院第 9 天:给予苯溴马隆降尿酸,地塞米松止痛。

出院带药:非布司他片 40 mg p.o. q.d.,苯溴马隆片 25 mg p.o. q.d.,碳酸氢钠片 1 g p.o. t.i.d.,阿法骨化醇胶囊 0.25 μg p.o. q.d.,双醋瑞因胶囊 50 mg p.o. b.i.d.,通滞苏润江胶囊 0.9 g p.o. t.i.d.。

(二)案例分析

【降尿酸治疗】

患者关节肿痛 10 年,加重 1 年,再发 1 周,患者血尿酸 671 μmol/L。

临床药师观点:结合病史,考虑痛风,给予抑制尿酸生成的药物非布司他(40 mg)降尿酸,碳酸氢钠碱化尿液促进尿酸排泄,合理。虽然患者 24 h 尿尿酸 1.9 mmol,24 h 尿酸排泄量不高,但是左肾多发结石,不建议使用促尿酸排泄药物苯溴马隆。

【止痛治疗】

患者关节肿痛 10 余年。

临床药师观点:给予双醋瑞因胶囊,通滞苏润江胶囊止痛,痛风患者急性发作期建议首选 NSAIDs,其次是秋水仙碱或者小剂量糖皮质激素。

【护胃】

患者既往慢性胃溃疡。

临床药师观点:给予泮托拉唑护胃合理。

【补充维生素 D】

患者检查显示双足、双手骨质疏松,并且肾功能损伤。

临床药师观点:给予阿法骨化醇胶囊补充维生素 D 促进肠道钙吸收和骨形成,合理。

【护肾】

患者左肾多发结石,并且尿素氮升高。

临床药师观点:给予包醛氧淀粉胶囊护肾合理。

【改善微循环】

患者左肾多发结石,予以前列地尔,改善肾微循环。

临床药师观点:前列地尔能够扩张血管,同时扩张肾脏血管,增加肾血流量和肾小球滤过率,抑制血小板聚集,加快局部血液循环,促进局部组织炎症的消退,缓解肾脏损害,改善肾功能,给药合理。

(三)药学监护要点

(1)非布司他应从小剂量开始,逐渐增加剂量,碱化尿液并监测尿 pH,使尿液 pH 维持在 6.2~6.9,用药期间应足量饮水。

(2)应定期检查血尿酸、尿尿酸、肝肾功能的变化,指导降尿酸药物的选择及剂量调整。

(3)阿法骨化醇胶囊:定期检测维生素 D 水平、血钙水平,尿钙排泄量,以确保维生素 D 充足,防止高钙血症和泌尿系统结石的发生。

案例四

(一)案例回顾

患者,男性,41 岁,身高 170 cm,体重 75 kg。

【主诉】

反复关节疼痛 10 余年，左手红肿、疼痛 6 d。

【现病史】

患者于 10 年前劳累后出现关节疼痛，以踝关节及各跖趾的单关节为主，疼痛呈间断性，疼痛关节局部有红肿，有明显压痛，无明显关节畸形，无其他不适，到当地医院检查，查尿酸明显偏高，诊断为痛风，予以秋水仙碱等药物治疗，患者疼痛缓解，但每次患者进食动物内脏或劳累后关节疼痛再发，每次持续时间不等（数天至数月），右食指关节及左足第一、二趾关节有轻度变形，仍自行服用别嘌醇、秋水仙碱、美洛昔康等药物，疼痛可逐渐缓解，缓解后未再服用相关药物。6 d 前患者突感左手肿痛明显，手背皮肤表面暗红色，皮温局部升高，疼痛呈持续性，活动时疼痛明显加重，同时伴有踝关节及各跖趾的单关节处痛风结节疼痛，无恶心呕吐、腹痛腹泻，无畏寒发热、咳嗽咳痰等不适，在家自行服用"秋水仙碱"治疗后无明显好转，今为求进一步治疗，以"痛风急性发作期"收治入院。患者患病以来精神状态可，食欲睡眠可，大小便无异常，睡眠情况一般。

【既往史】

平素体健，既往有"高血压 1 级"，无"糖尿病、冠心病"病史，无"肝炎、结核"等传染病史，有"甲状腺切除术"病史，无输血史。

【社会史、家族史、过敏史】

生于原籍，在原籍长大，无长期外地居住史，无疫区居住史，无疫水、疫源接触史，无放射物、毒物接触史，无毒品接触史，无吸烟史，无饮酒史，无冶游史。已婚。配偶健康状况良好，育 1 子。父母健在，均体健，家族中无传染病及遗传病史。无药物、食物过敏史。

【体格检查】

T 36.6℃，P 105 次/分，R 20 次/分，BP 162/119 mmHg。

左手手背及手指红肿，呈暗红色，皮温无明显升高，压痛明显，右手可见一 3 cm×3 cm 大小痛风结节,左足第一足趾外侧缘、第二足趾均可见一 5 cm×5 cm 大小痛风结节,双侧踝关节均可见 3 cm×3 cm 大小痛风结节,脊柱、四肢无畸形。其余未见明显异常。

【实验室检查及其他辅助检查】

1. 实验室检查

(1)血常规:WBC $12.57×10^9$/L(↑),NEUT% 61.5%,RBC $5.29×10^{12}$/L,Hb 151 g/L,PLT $482×10^9$/L(↑),NEUT $7.73×10^9$/L(↑),LYM% 31.8%。ESR 75 mm/hr(↑),HSCRP>5.0 mg/L(↑),CRP 27.8 mg/L(↑)。

(2)肾功能:UA 920 μmol/L(↑),Cr 108 μmol/L,BUN 5.8 mmol/L。

(3)肝功能:ALT 81 U/L(↑),AST 41 U/L(↑),TBIL 15.4 μmol/L,DBIL 2.7 μmol/L,ALB 35.7 g/L,TP 74.3 g/L,GLO 38.6 g/L。

(4)血脂:TC 5.86 mmol/L,TG 4.32 mmol/L(↑),LDL－C 2.66 mmol/L,HDL－C 1.1 mmol/L(↓);电解质检查示基本正常。

(5)尿生化:24 h 尿尿酸 4.15 mmol,24 h 总尿量 3 000 mL,24 h 尿蛋白 138 mg,UMA 28.2 mg/L(↑);pH<5。

(6)甲状腺功能:FT_3 4.69 pmol/L,FT_4 17.82 pmol/L,TSH 4.7 μIU/mL(↑)。

(7)风湿全套:抗"O" 71 IU/mL,RF29 IU/mL(↑),抗 CCP 15 U/mL。

2. 其他辅助检查

(1)胸片:正常。

(2)手部 X 线:左手构成骨退行性变。

(3)彩超(腹部)检查提示:重度脂肪肝,双肾小结石。

(4)彩超(颈动脉)检查提示:双侧颈动脉硬化。

【诊断】

(1)痛风。

(2)高血压 2 级(高危)。

（3）脂肪肝。

（4）高脂血症。

【用药记录】

1. 消肿止痛　依托考昔片 120 mg p.o. q.d.（d1－9）；新癀片 0.64 g p.o./外敷 t.i.d.（d1－9）。

2. 护胃　泮托拉唑肠溶胶囊 40 mg p.o. q.d.（d1－9）。

3. 改善微循环　前列地尔注射液 10 μg＋0.9% 氯化钠注射液 50 mL 滴斗入 q.d.（d1－9）。

4. 降压　培哚普利片 4 mg p.o. q.d.（d1－9）。

5. 碱化尿液　碳酸氢钠片 0.5 g p.o. t.i.d.（d1－9）。

6. 降尿酸　非布司他片 40 mg p.o. q.d.（d2－9）。

7. 护肝　异甘草酸镁注射液 150 mg＋5% 葡萄糖溶液 250 mL iv.gtt q.d.（d3－9）。

8. 降脂　非诺贝特片 200 mg p.o. q.d.（d3－9）。

【药师记录】

入院第 1 天：患者痛风急性发作期给予依托考昔镇痛，新癀片外敷/内服消肿解毒，碳酸氢钠片碱化尿液，泮托拉唑肠溶胶囊预防胃黏膜损伤，前列地尔改善微循环。患者高血压给予培哚普利降压。

入院第 2 天：给予非布司他降尿酸。

入院第 3 天：给予异甘草酸镁注射液护肝，非诺贝特降脂。

出院带药：非布司他片 40 mg p.o. q.d.，碳酸氢钠片 1 g p.o. t.i.d.，非诺贝特片 200 mg p.o. q.d.，培哚普利片 4 mg p.o. q.d.，甘草酸二铵肠溶胶囊 150 mg p.o. t.i.d.。

（二）案例分析

【止痛治疗】

患者痛风 10 余年。

临床药师观点：本次急性痛风发作，给予依托考昔和新癀片止痛，给药合理。患者使用了大剂量的依托考昔（120 mg），给予泮托拉唑肠溶胶囊预防依托考昔对胃肠道的损伤,给药合理。

【降尿酸】

患者血尿酸高,并且 24 h 尿尿酸 4.15 mmol,双肾小结石,肝功能轻度损伤。

临床药师观点:不宜使用促尿酸排泄药物,给予抑制尿酸生成的药物非布司他(40 mg)降尿酸合理。尿液 pH 偏酸性,给予碳酸氢钠碱化尿液促进尿酸排泄,合理。

【降压】

患者入院血压 162/119 mmHg,可以选用 CCB、ARB、ACEI 类药物,噻嗪类利尿剂和 β 受体阻滞剂可使尿酸的分泌减少、重吸收增加,引起血尿酸水平升高。

临床药师观点:选用培哚普利降压虽然合理,但是氨氯地平和氯沙坦已被证实均有不同程度的降尿酸作用,可以优先选用。

【降脂】

患者腹部彩超提示重度脂肪肝,TG 高,并且合并高血压,HDL - C 低,LDC - C 达标,氨基转移酶轻度升高。

临床药师观点:给予非诺贝特降 TG 合理,并且非诺贝特也有一定降尿酸作用。

【护肝】

患者肝功能异常,异甘草酸镁是肝细胞保护剂,具有抗炎、保护肝细胞膜、改善肝功能的作用,减轻肝细胞变性、坏死及炎症细胞浸润,降低氨基转移酶。

临床药师观点:给予异甘草酸镁合理。但应注意甘草制剂可出现低血钾、高血压、钠水潴留等情况,用药期间应定期监测血压和血钾、血钠浓度。

【改善微循环】

改善微循环,促进局部炎症消退。

临床药师观点:前列地尔能够扩张血管,抑制血小板聚集,加快局部血液循环,促进局部组织炎症的消退,还具有稳定肝细胞膜及改善肝功能的作用,选用合理。

(三) 药学监护要点

(1) 非布司他应从小剂量开始,逐渐增加剂量,碱化尿液并监测尿 pH,使尿液 pH 维持在 6.2~6.9,用药期间应足量饮水。

(2) 应定期检查血尿酸、尿尿酸、肝肾功能的变化。指导降尿酸药物的选择及剂量调整。

(3) 患者使用了异甘草酸镁应监测血压、电解质;使用了依托考昔片应监测有无上腹痛、腹泻、恶心、黑便等消化道症状。使用非诺贝特应观察有无肌肉压痛、触痛、无力等症状。

第三节　主要治疗药物

一、高尿酸血症主要治疗药物

高尿酸血症主要治疗药物见表 6-1。

二、痛风主要治疗药物

痛风主要治疗药物见表 6-2。

表 6-1　高尿酸血症主要治疗药物

名称	适应证	用法用量	禁忌证	注意事项
别嘌醇	1. 慢性原发性或继发性痛风的治疗 2. 伴或不伴慢性肾脏病（CKD）的 HUA 患者 3. 反复发作性尿酸钙患者 4. 预防白血病、淋巴瘤或其他肿瘤化疗或放疗后继发的组织内尿酸盐沉积、肾结石等	1. 初始剂量 100 mg/d，CKD 4 期及以上者 50 mg/d，每日 2~3 次；每 2~5 周测血尿酸，未达标患者每次可递增 50~100 mg，分 2~3 次服用。最大日剂量 600 mg 2. CKD 3~4 期的患者剂量为 50~100 mg 3. 继发性 HUA：6 岁以内每次 50 mg，每日 1~3 次；6~10 岁，每次 100 mg，每日 1~3 次 4. 间歇性透析患者，起始剂量为透析后使用，每日喝天 100 mg，血透后患者应追加 50% 剂量	1. 对别嘌醇过敏 2. 严重肝肾功能不全 3. 明显血细胞下者、孕妇及哺乳期妇女 4. 禁用于正在接受硫唑嘌呤治疗的患者 5. HLA-B*5801 检测阳性的患者禁用 6. eGFR<15 mL/min 时应禁用	1. 严重不良反应与所用剂量相关。尽量使用最小有效剂量 2. 密切监测超敏反应，主要发生在该药初用的几个月内，最常见的是剥脱性皮炎。使用噻嗪类利尿剂及肾功能不全也是发生超敏反应的危险因素。推荐治疗前进行 HLA-B*5801 基因筛查，阳性者禁用 3. 控制急性痛风风发作时，在治疗的早期同时应用秋水仙碱或其他消炎药 4. 活性代谢产物氧嘌呤醇通过肾脏排泄，在肾功能减退者可出现蓄积，增加严重过敏反应风险，所以 CKD 患者应密切监测不良反应 5. 其他可能不良反应有胃肠道症状、皮疹、肝功能损害、骨髓抑制等，应予监测 6. 注意需多饮水、碱化尿液
非布司他	1. 用于痛风风者 HUA 的长期治疗 2. 可用于别嘌醇过敏不耐受和治疗失败的患者	1. 推荐起始剂量 20~40 mg，每日 1 次。如果 2~4 周后血尿酸没有达标，剂量递增 20 mg/d，最大剂量 80 mg/d。当血尿酸低于靶目标值 60 μmol/L 以上时，剂量可酌	禁用于正在接受硫唑嘌呤、巯嘌呤治疗的患者	1. 在服用非布司他的初期，可见痛风发作频率增加，为预防治疗初期痛风发作，建议同时服用 NSAIDs 或秋水仙碱。在非布司他治疗期间，若痛风发作，无须中止非布司他治疗

（续表）

名称	适应证	用法用量	禁忌证	注意事项
	3. 不推荐用于无临床症状的 HUA	情速减 20 mg/d。给药时，无须考虑食物和抗酸剂的影响 3. 对于 CKD 4 期及以上患者，建议起始剂量为 20 mg，每日 1 次，最大剂量 40 mg/d 4. 血透患者非布司他初始剂量 5~10 mg/d，2 周后复查血尿酸水平决定是否需要调整剂量，一般最大剂量 40 mg/d。部分研究报道最大剂量可用至 80 mg/d		2. 非布司他存在诱发心血管不良事件的潜在风险。较别嘌醇更易发生心血管血栓事件，应对心肌梗死及卒中的体征和症状状况进行监测 3. 重度肝功能减退患者需谨慎减量并密切监测肝功能 4. 严重肝功能损害者真用，使用非布司他之前肝功能应进行一次肝功能检测，作为基线水平 5. 注意个别患者也发生过敏反应。其余不良反应包括恶心、皮疹、关节痛等
苯溴马隆	原发性和继发性 HUA，痛风性关节炎间歇期及痛风结节肿等	1. 成人及 14 岁以上患者起始剂量 25~50 mg/d，2~5 周后根据血尿酸水平调整剂量至 75 mg/d 或 100 mg/d，早餐后服用 2. eGFR>60 mL/min 患者无须调整剂量。eGFR 30~60 mL/min 者推荐剂量 50 mg/d	1. 对本品中任何成分过敏者 2. 严重肾功能不全者禁用 3. 孕妇、可能妊娠妇女及哺乳期妇女禁用 4. 血液透析患者禁用 5. 对于 24 h 尿尿酸排出量超过 3.54 mmol/L（600 mg/d）	1. 治疗期间需大量饮水以增加尿量（治疗初期饮水量不得少于 1 500~2 000 mL/d），避免排泄尿酸过多而在泌尿系统形成尿酸结石 2. 开始用药期间，建议给予碳酸氢钠或枸橼酸合剂，使患者尿液的 pH 在 6.2~6.9 3. 使用前和使用中定期随访 pH，尿尿

名称	适应证	用法用量	禁忌证	注意事项
			24 h)或有泌尿系统结石、尿酸肾病者禁用	酸排泄率,尿结晶和泌尿系统超声,治疗过程中尿酸排泄率超过4 200 μmol/d (700 mg/d)或出现泌尿系统结石时,需减量或停用。4. 监测肝肾功能。苯溴马隆有引起急性重型肝炎的风险,已从欧洲市场撤出,美国也因此未批准上市。5. 某些应注意可能出现胃肠不适、腹泻、皮疹等,较为少见
丙磺舒	HUA伴慢性痛风性关节炎及痛风石	成人1次0.25 g,每日2次,1周后可增至1次0.5 g,每日2次。根据临床表现及血尿酸和尿酸水平调整药物用量,原则上以最小有效量维持。当eGFR<30 mL/min时,应避免使用	1. 本品及磺胺类药过敏者 2. 严重肾功能不全者 3. 伴有肿瘤的HUA,或使用细胞毒的抗癌药,放射治疗者,均不宜使用本品,因可引起急性肾病 4. 不推荐儿童、老年患者、消化性溃疡者使用 5. 血液透析患者禁用	1. 服用本品时应保持摄入足量水分(每日2 500 mL),防止形成尿结石,必要时同时服用碱化尿液的药物。定期检测血和尿pH,肝肾功能及血尿酸和尿酸等 2. 可能不良反应为胃肠不适、食欲下降、皮肤出疹、泌尿系统尿酸结石等 3. GFR<50 mL/min的患者,丙磺舒不单独干降尿酸 4. 不宜与阿司匹林等水杨酸类药物,他尼酸、氢氯噻嗪类药物(保泰松、吲哚美辛及口服降糖药)同服

（续表）

名称	适应证	用法用量	禁忌证	注意事项
碳酸氢钠	用于碱化尿液及酸血症,也可用于胃酸过多;适用于慢性肾功能不全合并HUA和(或)痛风患者	起始剂量0.5~1.0 g,口服,每日3次,与其他药物间隔1~2 h服用	对本品过敏者禁用	1. 在CKD患者中碳酸氢钠可同时改善代谢性酸中毒,因此具有双重功效。但也需要注意钠的负荷诱发患者充血性心力衰竭、水肿、高血压可能 2. 餐后服用时,晚上加服乙酰唑胺25 mg,以增加尿酸溶解度,避免结石形成 3. 在胃中产生二氧化碳,可增加胃内压,并可引起嗳气和继发性胃酸分泌增加等胃肠道不适,长期应用需警惕钠负荷过重及高血压 5. 如在本品治疗期间有急性发作,可继续用原来的用量,同时给予秋水仙碱或其他NSAIDs治疗
枸橼酸氢钾钠	1. 用于溶解尿酸结石和防止新结石的形成 2. 作为胱氨酸结石和胱氨酸尿石的维持治疗	枸橼酸氢钾钠起始剂量2.5~5.0 g/d。日剂量为10 g,分3次饭后服用,早晨、中午各2.5 g,晚上服用5 g	1. 不能用于急性或慢性肾衰竭患者,或当患者绝对禁用氯化钠时 2. 禁用严重的酸碱平衡失调(碱中毒)或产生碱性泌尿道尿素分解细菌感染	1. 在第1次使用该药之前应检查肾功能和血流电解质。服用期间需监测尿pH以调整剂量 2. 与含铝的药物同时给药时会增加铝的吸收,如果必须使用这两种药物,两中药物的给药时间间隔至少需要2 h

表 6-2 痛风主要治疗药物

名称	适应证	用法用量	禁忌证	注意事项
非甾体抗炎药	1. 用于痛风急性发作期,缓解症状 2. 秋水仙碱不耐受或存在禁忌证时,NSAIDs预防痛风急性发作	推荐早期 NSAIDs 应足量使用,待症状完全缓解后使用再继续 24 h,然后逐渐减量;或者治疗持续 1~2 周	活动性消化道溃疡/出血,或既往有复发性消化道溃疡/出血病史者	1. 使用过程中需监测肾功能,严重慢性肾脏病且未透析患者不建议使用 2. 非选择性 COX 抑制剂主要存在消化道溃疡、胃肠道穿孔、上消化道出血等胃肠道不良反应,对于不耐受可选择性 COX-2 抑制剂,其胃肠道不良反应可降低 50% 3. COX-2 抑制剂可能使心血管事件的风险增加,合并心肌梗死、心力衰竭的患者应避免使用 4. 同时患有其他疾病或有肝肾损伤的患者应酌情衡量
秋水仙碱	1. 治疗痛风性关节炎的急性发作 2. 预防复发性痛风关节炎的急性发作	最好在症状出现的 12~24 h 内开始使用,负荷剂量为 1.0 mg,口服,1 h 后追加 0.5 mg,12 h 后按照 0.5 mg,1~3 次/d。eGFR 35~49 mL/min 时,每日最大剂量 0.5 mg;eGFR 10~34 mL/min 时,每次最大剂量 0.5 mg,隔日 1 次	1. eGFR<10 mL/min 或透析患者禁用 2. 对肾小管增生者应立即禁用	1. 不良反应随剂量增加而增加,常见有恶心、呕吐、腹泻、腹痛等胃肠道反应;症状出现时应立即停药;如停药 3 h 后仍有上述症状,需及时就医 2. 少数患者可出现肝功能异常、氨基转移酶升高超过正常值 2 倍时须停药 3. 肾脏损害可见血尿、少尿,肾功能异常,用药过程需监测;肾功能损害患

（续表）

名称	适应证	用法用量	禁忌证	注意事项
糖皮质激素	主要用于严重急性痛风发作伴有较重全身症状,秋水仙碱、NSAIDs治疗无效或使用受限的患者及肾功能不全患者	可通过口服、关节内注射、肌内注射、静脉注射等途径给药;常用给药方案为泼尼松片口服30 mg/d,共3 d	1. 对留体类激素过敏者禁用 2. 特殊情况应权衡利弊使用,但应注意病情化可能:严重的精神病(过去或现在)和癫痫,新近胃肠吻合手术,骨折,创伤修复期,角膜溃疡,肾上腺皮质功能亢进症,高血压,糖尿病,抗感染药物不能控制的感染如水痘、麻疹、真菌感染,较重的骨质疏松症等 3. 孕妇	1. 使用糖皮质激素应注意预防和治疗高血压、糖尿病,水钠储留、感染等不良反应,避免使用长效制剂 2. 不宜口服用药时,可考虑静脉或肌肉使用糖皮质激素 3. 急性发作仅累及1～2个大关节,全身治疗效果不佳者,可考虑关节腔内注射短效糖皮质激素,避免短期内重复使用 4. 可引起骨髓抑制,使用时注意监测血常规者须酌情减量

第四节 案 例 评 述

一、临床药学监护要点

在高尿酸血症及痛风治疗方案确定过程中,药学监护的主要工作包括适应证和禁忌证的审核、降尿酸方案的选择及剂量确定。通过医师与药师的沟通协调,制订合理的个体化的降尿酸治疗方案。高尿酸血症及痛风属于代谢性疾病,除了生活方式的指导,药物治疗是其主要的治疗方式。

1. 适应证和禁忌证的审核 首先高尿酸血症及痛风诊断或分类诊断明确,然后根据患者的伴随症状、合并症、并发症、肾功能情况和尿酸水平合理实施降尿酸治疗。以下情况需要降尿酸治疗:急性痛风性关节炎,每年发作次数≥2 次;已经出现慢性病变(如痛风石、关节骨质破坏、尿酸性肾结石等)的痛风患者;无症状的单纯高尿酸血症患者,若同时合并心血管病危险因素或心血管病,则血尿酸>420 μmol/L(男性)(或>360 μmol/L,女性)即应给予降尿酸药物治疗;如果不合并心血管病危险因素或心血管病,但血尿酸>540 μmol/L,也应给予降尿酸药物治疗;对于无心血管病危险因素、血尿酸在 420~540 μmol/L 的男性(或血尿酸在 360~540 μmol/L 的女性)单纯高尿酸血症患者,先给予生活方式干预 3~6 个月,如果血尿酸仍≥ 360 μmol/L,则应启动降尿酸药物治疗。

2. 降尿酸药物的选择 痛风患者在进行降尿酸治疗时,抑制尿酸生成的药物,建议使用别嘌醇或非布司他;促进尿酸排泄的药物,建议使用苯溴马隆。《高尿酸血症和痛风治疗中国专家共识》认为要根据患者的 HUA 分型及药物各自特征进行个体化选择,并不推荐首选药物。美国风湿病学会《痛风管理指南》(2012 年)建议将抑制尿酸合成的药物作为首选药物。

对合并慢性肾脏疾病的痛风患者,建议先评估肾功能,再根据患者具体情况使用对肾功能影响小的降尿酸药物,并在治疗过程中密切监测不良反应。促尿酸排泄的药物慎用于存在尿酸性肾结石的患者和重度肾功能不全的患者。

3. 剂量的调整　对于降尿酸药物的剂量,一般国内外指南均推荐别嘌醇应从低剂量开始,根据治疗效果进行调整。对于肾功能不全的患者,根据肾功能情况选择合适的剂量。

4. 药物不良反应的监护

(1) 别嘌醇的不良反应包括胃肠道症状、皮疹、肝功能损害、骨髓抑制等,应予监测。建议有条件时在用药前进行基因检测。HLA－B＊5801 基因阳性的患者禁用。

(2) 非布司他的不良反应包括胃肠道反应(腹泻、恶心等)、皮肤过敏反应(皮肤瘙痒、皮疹等)、疲劳及黄疸等。

(3) 苯溴马隆可能出现胃肠不适、皮疹及肝功能损害等不良反应。

(4) 丙磺舒的不良反应为胃肠道不适、皮疹及泌尿系尿酸结石等。

(5) 秋水仙碱的不良反应随剂量增加而增加,常见的有恶心、呕吐、腹泻、腹痛等胃肠道反应,症状出现时应立即停药;少数患者可出现肝功能异常,氨基转移酶升高超过正常值 2 倍时须停药;肾脏损害可见血尿、少尿、肾功能异常,肾功能损害患者须酌情减量。

(6) NSAIDs 中使用非选择性 COX 抑制剂应注意消化道溃疡、胃肠道穿孔、上消化道出血等胃肠道不良反应;NSAIDs 使用过程中需监测肾功能,严重慢性肾脏病未透析患者不建议使用。

（7）使用泼尼松或泼尼松龙预防急性痛风发作或止痛时，应注意预防和治疗高血压、糖尿病、水钠潴留、感染、情绪失调和烦躁不安等不良反应，避免使用长效制剂。

5. 药物相互作用的关注　高尿酸血症及痛风患者可能同时合并其他疾病，应考虑所使用的药物对血尿酸的影响，如噻嗪类和袢利尿剂、某些抗结核药、左旋多巴、含乙醇的药物、环孢素 A、他克莫司等可升高血尿酸。此外还应注意其他药物与降尿酸药物的相互作用。例如，非布司他对黄嘌呤氧化酶的抑制可能会导致硫唑嘌呤和巯嘌呤血浆浓度升高，进而产生毒性，因此禁用于正在接受硫唑嘌呤、巯嘌呤治疗的患者；别嘌醇与环磷酰胺同用时，对骨髓的抑制更加明显。

二、常见用药错误归纳与要点

1. 启动降尿酸药物治疗的时机不对　对于是否使用降尿酸药物治疗，需考虑患者的病情、降尿酸药物治疗的获益与风险、成本效益分析及患者的意愿。

2. 降尿酸药物的选择不适宜　降尿酸药物的选择应根据患者HUA 分型，肝肾功能状况，药物的适应证、禁忌证及注意事项等进行药物的选择和应用。

3. 高尿酸血症及痛风治疗不能长期规律用药　发作间歇期停用降尿酸药物很可能会导致血尿酸升高，痛风反复发作。持续降尿酸治疗比间断服用更能有效地控制痛风发作，只有把血尿酸长期控制在目标水平，才能有效防止其所带来的各种慢性损害。

4. 痛风急性期用药的选择不正确　痛风急性期，不应选择抗菌药物，痛风性关节炎是尿酸盐结晶沉积在关节及周围软组织中引起的无菌性炎症，抗菌药治疗无效。一般根据病情轻重选择NSAIDs 或秋水仙碱，不耐受者，可以采取糖皮质激素治疗。另外，推荐痛风急性发作缓解至少 2 周后，再开始降尿酸药物治疗。若此前一直服用降尿酸药物,则不必停用。

5. 痛风急性发作期给药时间太晚　痛风急性发作期推荐及早(一般应在 24 h 内)有针对性地使用 NSAIDs、秋水仙碱和糖皮质激素进行抗炎止痛治疗,强调早期用药,越早越好。

6. 合并使用可引起血尿酸增高的药物　临床上许多药物,如呋塞米、氢氯噻嗪、阿司匹林、某些抗结核药物(如吡嗪酰胺、乙胺丁醇等)、乙醇均会减少尿酸的排泄,使体内尿酸浓度明显升高。因此,临床对痛风患者用药时,需慎用这些药物。

7. 长期依靠秋水仙碱或 NSAIDs 来预防痛风发作　预防痛风急性发作一般使用秋水仙碱或小剂量 NSAIDs 至少 3~6 个月。

8. 血尿酸控制目标不适宜　尿酸控制不达标容易使痛风反复发作。因此,应将血尿酸控制在 360 μmol/L 以下,对有痛风石的患者血尿酸宜控制在 300 μmol/L 以下,利于痛风石的溶解。

9. 使用降尿酸药物期间,不能定期监测　降尿酸药物都有一定的副作用,为确保用药安全,患者用药须从小剂量开始,要定期复查肝肾功能、血常规及尿常规。需要监测尿液 pH,pH 较低时容易形成尿酸性尿路结石,尿 pH>7.0 易形成草酸钙及其他类结石,因此,将尿 pH 控制在 6.2~6.9 有利于尿酸盐结晶溶解和从尿液排出。

第五节 规范化药学监护路径

参照痛风及高尿酸血症的临床路径中的临床治疗模式与程序,建立痛风及高尿酸血症治疗的药学监护路径(表5-3)。其意义在于规范临床药师对痛风及高尿酸血症患者开展有序、适当的临床药学服务工作,并以其为导向为痛风及高尿酸血症患者提供个体化的药学服务。

表 6-3 高尿酸血症/痛风药学监护路径

适用对象: 第一诊断为痛风(ICD10: M10.991)和高尿酸血症

患者姓名: _____ 性别: _____ 年龄: _____

门诊号: _____ 住院号: _____

住院日期: _____年_____月_____日 出院日期: _____年_____月_____日

标准住院日: 7~15 d

时间	住院第 1 天	住院第 2 天	住院第 3 天	住院第 4~10 天	住院第 10~15 天
主要诊疗工作	□ 药学问诊(附录1) □ 用药重整	□ 药学评估(附录2) □ 药历书写(附录3)	□ 降尿酸方案分析 □ 完善药学评估 □ 制订监护计划 □ 高尿酸血症及痛风宣宣教	□ 医嘱审核 □ 疗效评价 □ 不良反应监测 □ 用药注意事项	□ 药学查房 □ 完成药历书写 □ 出院用药教育
重点监护内容	□ 一般患者信息 □ 药物相互作用审查 □ 其他药物治疗相关问题	□ 饮食评估 □ 用药依从性 □ 既往病史评估 □ 评估高尿酸血症及痛风诊疗评估	综合治疗方案 □ 碱化尿液 □ 止痛抗炎治疗 □ 其他治疗	病情观察 □ 参加医生查房,注意病情变化 □ 药学独立查房,观察患者药物反应,检查药物治疗相关问题 □ 查看检查、检验报告指标变化 □ 检查患者服药情况 饮食 □ 低嘌呤饮食	治疗评估 □ 疗效 □ 不良反应 饮食评估 □ 低嘌呤饮食 □ 其他 出院教育 □ 正确用药

时间	住院第 1 天	住院第 2 天	住院第 3 天	住院第 4~10 天	住院第 10~15 天
				□ 其他 □ 药师记录 监测指标 □ 症状 □ 检查血常规、尿常规、血尿酸 □ 血沉、C反应蛋白 □ 检测肝、肾功能 □ 类风湿因子	□ 患者自我管理 □ 定期门诊随访 □ 监测尿酸、肝肾功能
病情 变异 记录	□无 □有， 原因： 1. 2.	□无 □有， 原因： 1. 2.	□无 □有， 原因： 1. 2.	□无 □有， 原因： 1. 2.	□无 □有， 原因： 1. 2.
药师 签名					

王春江　徐沆白

第七章

甲状腺炎

第一节　疾病基础知识

【病因和发病机制】

甲状腺炎是甲状腺组织发生变性、渗出、坏死、增生等炎症性病理改变导致的一系列临床病症。由于病因种类多，临床分类比较混乱，按照起病缓急可分为急性甲状腺炎、亚急性甲状腺炎、慢性淋巴细胞性甲状腺炎及其他甲状腺炎。其中亚急性甲状腺炎和慢性淋巴细胞性甲状腺炎最为常见。

1. 病因

（1）急性甲状腺炎：临床上少见，主要为细菌感染引起的急性化脓性甲状腺炎，常见病原菌为葡萄球菌、链球菌、肺炎球菌等。小部分由其他病原体如真菌、支原体、猫抓热病毒等引起。

（2）亚急性甲状腺炎：简称为亚甲炎，包括亚急性肉芽肿性甲状腺炎和亚急性淋巴细胞性甲状腺炎两个类型。前者又被称为巨细胞性甲状腺炎、德奎尔甲状腺炎、亚急性痛性甲状腺炎，病因考虑为病毒感染，如流感病毒、柯萨奇病毒、腺病毒等。后者又称为无痛性甲状腺炎，病因考虑与自身免疫有关，可分为散发型和产后型。临床上所指的亚甲炎多指前者。本章主要讨论亚急性肉芽肿性甲状腺炎。

（3）慢性淋巴细胞性甲状腺炎：包括甲状腺肿大的桥本甲状腺炎和甲状腺萎缩的萎缩性甲状腺炎两个类型，两者均为自身免疫性疾病。有学者认为后者是前者的最终发展结果。本章主要讨论桥本甲状腺炎。

2. 发病机制

（1）急性甲状腺炎：细菌经血液、淋巴系统、邻近组织器官感染蔓延或穿刺操作进入甲状腺。大部分病例继发于上呼吸道、口腔或颈部软组织化脓性感染的直接扩散，如急性咽炎、化脓性扁桃体炎等。

（2）亚急性甲状腺炎：发病机制未明，一般认为与病毒感染及免疫因素有关，可能为病毒感染后出现了免疫机制异常。亚急性甲状腺炎的甲状腺损伤可能是细胞毒性 T 细胞识别病毒与宿主细胞膜抗原复合物的结果，细胞免疫反应可能在发病机制中发挥重要作用。

（3）桥本甲状腺炎：是由多种致病因素相互作用而造成的，其发病机制较为复杂，主要是免疫耐受遭受破坏和淋巴细胞在甲状腺的聚集，导致甲状腺组织中大量的淋巴细胞和浆细胞浸润，破坏了甲状腺滤泡上皮细胞。

【诊断要点】

1. 临床表现

（1）急性甲状腺炎：主要表现为急性感染，伴有颈部的疼痛，部分患者可有甲状腺毒症表现。

（2）亚急性甲状腺炎：多见于女性，起病急，起病前常有上呼吸道感染史。在急性发作期患者的甲状腺可有一侧或双侧的肿大和结节，病变部位的甲状腺质地硬并伴有疼痛，疼痛剧烈，可向颈部、耳后放射。往往伴有发热、畏寒、精神萎靡等急性感染表现。同时由于甲状腺滤泡上皮细胞被破坏，大量甲状腺激素释放入血，可出现一过性的甲状腺毒症，表现为甲亢的高代谢症状。亚急性甲状腺炎有一定的自限性，大多数患者在 2~3 个月可自行缓解，甲状腺肿大、结节消失，甲状腺功能恢复正常，但部分病情重或治疗不及时患者可在缓解期出现甲减，个别可导致终身甲减。

（3）慢性淋巴细胞性甲状腺炎：桥本甲状腺炎和萎缩性甲状腺炎病因相同，临床表现基本一致，主要的区别在于前者甲状腺肿大为主,后者甲状腺萎缩。该病为自身免疫性疾病,女性多见,早期在无甲状腺功能改变时可无临床症状。体格检查时,典型患者可发现有甲状腺肿大、质地坚韧伴有结节。在桥本甲状腺炎合并Graves病时患者可出现典型的甲亢症状,常需针对甲亢治疗;桥本甲状腺炎患者尚可因炎症破坏甲状腺滤泡出现一过性的甲亢症状,但持续时间短,不需要针对甲亢治疗。两种情况下患者最终均易发生甲减。

（4）其他甲状腺炎:临床表现与病因相关,甲状腺滤泡上皮细胞破坏严重者可先出现甲亢症状,后期为甲减表现。

2. 实验室检查与其他辅助检查

（1）亚急性甲状腺炎:

1）一般检查:亚甲炎患者的血沉明显增快,往往>50 mm/h,可达100 mm/h,外周血白细胞计数轻至中度增高,但不具备特异性。血清抗病毒抗体滴度增高。

2）甲状腺功能:急性期甲状腺激素水平升高、TSH下降,但甲状腺摄^{131}I率降低,与甲状腺功能呈分离现象。部分患者在缓解期甲状腺激素水平下降、TSH上升,出现甲减表现。

3）抗体测定:甲状腺抗体阴性。

4）甲状腺B超:在急性期表现为病变部位低回声区,血供差,有炎症表现。

5）甲状腺核素扫描:可表现为病变部位甲状腺不显影或显影不均匀。

6）甲状腺细胞学检查:可见典型的多核巨细胞或肉芽组织形成。

（2）慢性淋巴细胞性甲状腺炎:

1）甲状腺功能:多数患者甲状腺功能正常,部分患者在早期甲状腺功能正常或表现为甲亢,最终随甲状腺破坏而出现甲减。

2）抗体测定:高滴度的TgAb及TPOAb对本病有诊断意义,其中TPOAb的灵敏度更高。

3）甲状腺 B 超：有甲状腺增大，回声不均匀，网格样改变，部分伴有结节样改变。B 超表现为非特异性改变。

4）甲状腺核素扫描：表现为核素分布不均、出现不规则的稀疏与浓集区，边界不清等，也为非特异性表现。

5）甲状腺细胞学检查：可见大量的淋巴细胞和（或）嗜酸粒细胞，纤维型者可出现纤维化表现。

（3）其他甲状腺炎：甲状腺功能与病因及病变程度有关，轻者可无异常，甲状腺滤泡炎症破坏明显者可先表现为甲状腺激素水平升高、TSH 下降，后期是甲状腺激素水平下降、TSH 上升的甲减表现。

【治疗】

1. 治疗原则　疾病的不同时期，治疗目标不同。在炎症期，根据病因予以对因治疗，其中炎症急性期可因甲状腺滤泡上皮细胞的破坏出现一过性甲亢，不需抗甲状腺药物治疗。在疾病稳定期，则根据是否存在甲减决定是否给予甲状腺激素替代治疗，替代方案遵循原发性甲减治疗原则。

2. 治疗方法

（1）急性甲状腺炎：根据病原菌予以抗感染治疗，必要时可予手术切开引流。因急性甲状腺炎多有基础病如甲状腺结节、梨状窝窦道瘘等，尚需对基础疾病予以处理。

（2）亚急性甲状腺炎：

1）NSAIDs：症状轻者可予以 NSAIDs。可选择吲哚美辛、布洛芬、阿司匹林等，疗程持续 2 周左右。

2）糖皮质激素：全身中毒症状较重者可选择糖皮质激素，一般予以泼尼松每日 20~40 mg，分次服用，可迅速改善症状，控制体温，缓解甲状腺疼痛，缩小甲状腺肿。在症状控制后，根据症状、体征、血沉等逐渐减量，整个疗程为 6~8 周。需注意本病容易复发。

（3）慢性淋巴细胞性甲状腺炎：

1）甲状腺激素：对于慢性淋巴细胞性甲状腺炎导致的甲减者

可予以甲状腺激素替代治疗,治疗药物及方案调整均同原发性甲减(见第四章)。

2）抗甲状腺药物：对桥本甲状腺炎合并甲亢患者治疗原则同Graves病,可选择硫酰脲类或咪唑类药物,但因桥本甲状腺炎合并甲亢发生甲减的概率大于Graves病,故起始剂量不宜过大,并及时根据临床表现和甲状腺功能调整药物的剂量。

第二节 经典案例

案例一

（一）案例回顾

患者,女性,40 岁。

【主诉】

发热伴咽痛 2 个月。

【现病史】

患者于 2 个月前上呼吸道感染后出现双侧下颌部及颈前区疼痛,为持续性胀痛,吞咽时疼痛明显,伴发热,体温波动于 38℃左右。1 个月前外院就诊,查甲状腺激素（T_3、T_4、TSH、FT_3、FT_4、rT_3、TgAb、TPOAb）未见异常、甲状腺球蛋白（TG）112.6 ng/mL（↑）;血常规示 WBC 12.05×10^9/L（↑）,NEUT% 75.6%（↑）,CRP 40 mg/L（↑）;甲状腺 B 超示甲状腺右叶片状低回声,考虑亚甲炎可能,甲状腺左叶结节,双侧颈部未见明显肿大淋巴结。外院给予头孢呋辛口服,体温可下降至 37℃ 左右,其他症状无明显改善,遂再次就诊考虑"亚甲炎可能",予以糖皮质激素（地塞米松）+阿米卡星治疗,症状有所缓解,停药后再次出现上述症状。于今日至我院门诊就诊,门诊以"亚甲炎、甲状腺结节待查"收入内分泌科。

患者自发病以来自觉紧张焦虑、焦躁易怒,体力正常,食欲食量无明显变化,睡眠稍差,小便正常,大便无异常。体重较前无明显变化。

【既往史】

有腰椎间盘突出病史半年余,未予特殊处理。既往有慢性胃炎病史,未行胃镜检查,具体不详。

【社会史、家族史、过敏史】

青霉素过敏。

【体格检查】

T 38.9℃,P 110 次/分,R 18 次/分,BP 118/72 mmHg。一般情况可,咽部黏膜未见异常,扁桃体无肿大。甲状腺Ⅱ度肿大,有压痛,无震颤、血管杂音。双肺呼吸音清晰,双侧未闻及干湿啰音。

【实验室检查及其他辅助检查】

1. 实验室检查

(1) 甲状腺功能:血清 FT_4 26.02 pmol/L(↑),TT_3 3.47 nmol/L(↑),TT_4 212.1 nmol/L(↑),TSH 0.02 mIU/L(↓)。

(2) 血常规:WBC $12.8×10^9$/L(↑),NEUT% 85.7%(↑),LYM% 8.7%(↓),PLT $338×10^9$/L(↑),CRP 54 mg/L(↑);ESR 正常。

2. 其他辅助检查 甲状腺摄碘率:2 h、6 h、24 h 摄^{131}I 降低,摄^{131}I 高峰前移。

【诊断】

(1) 亚急性甲状腺炎。

(2) 甲状腺结节。

【用药记录】

1. 解热镇痛抗炎 布洛芬缓释胶囊 0.3 g p.o. b.i.d.(d1),泼尼松片 10 mg p.o. t.i.d.(d2-7)。

2. 抗感染 注射用克林霉素磷酸酯 500 mg+0.9%氯化钠注射液 250 mL iv.gtt b.i.d.(d2-7)。

3. 化痰止咳 氨溴索片 30 mg p.o. b.i.d.(d3-7),复方甘草口服溶液 10 mL p.o. t.i.d.(d3-7)。

4. 保护胃黏膜　奥美拉唑肠溶胶囊 20 mg p.o. stat.(d7),铝碳酸镁咀嚼片 1 g p.o. stat.(d7)。

【药师记录】

入院第 1 天:患者夜间体温 38.7℃,自行服用布洛芬缓释胶囊。

入院第 2 天:今晨测体温 37.1℃,仍有颈前区及咽部疼痛,无其他不适。扁桃体Ⅰ度肿大,颈软,甲状腺Ⅱ度肿大,质韧,有压痛,无震颤、血管杂音。考虑患者亚急性甲状腺炎,给予泼尼松治疗。同时,患者有扁桃体肿大,不能排除细菌感染,给予克林霉素抗感染。

入院第 3 天:患者今日凌晨再次出现发热,最高体温 38.4℃,使用冰袋物理降温及口服布洛芬后体温可下降,颈部仍有疼痛,较入院前无明显好转。患者亚急性甲状腺炎诊断明确,继续使用糖皮质激素。患者有咳嗽咳痰,加用氨溴索和复方甘草口服液止咳化痰治疗。

入院第 4 天:患者今晨体温 36.8℃,颈部仍有疼痛,较入院时好转,咳嗽、咳痰减少。痰培养和血培养阴性。

入院第 7 天:体温正常,偶有咳嗽,无痰。病情好转,出院。

出院带药:头孢克洛缓释片 750 mg p.o. b.i.d.;奥美拉唑肠溶胶囊 20 mg p.o. q.d.;铝碳酸镁咀嚼片 1000 mg p.o. t.i.d.;泼尼松片 10 mg p.o. t.i.d.。

(二) 案例分析

【糖皮质激素治疗】

患者亚急性甲状腺炎诊断明确,同时全身症状较重,压痛明显,可用糖皮质激素治疗,剂量一般为中等剂量,如泼尼松 20~40 mg/d。用药 1~2 周后逐渐减量,疗程 2~3 个月。过快减量、过早停药可使病情反复,应注意避免。

临床药师观点:① 泼尼松为中效糖皮质激素,作用持续时间为 12~36 h,一天一次给药即可,一般在早上给药,对下丘脑-垂体-

肾上腺(HPA)轴的影响最小。② 糖皮质激素不良反应较多,一般与剂量相关,应尽量在症状控制后逐渐减少至维持剂量。值得注意的是任何剂量的糖皮质激素均可加速骨质丢失和增加骨折风险,治疗初始的 3 个月内骨密度下降迅速,6 个月可达高峰,停用 6 个月后可部分恢复。目前推荐使用糖皮质激素超过 3 个月的患者同时补充钙剂和维生素 D,并调整生活方式。该患者使用时间虽然不超过 3 个月,仍需告知患者骨折风险及需要调整生活方式。

【抗感染治疗】

亚急性甲状腺炎一般不需要使用抗菌药物。考虑该患者同时合并细菌性扁桃体炎,给予抗菌药物治疗。

临床药师观点:扁桃体炎病原菌主要为 A 组溶血性链球菌,首选青霉素抗感染,该患者青霉素过敏,因此给予克林霉素抗感染。用药疗程一般为 10 天。

【抑酸治疗】

糖皮质激素可诱发和加重溃疡,医师给予患者抑酸和护胃治疗。

临床药师观点:目前临床研究提示单用糖皮质激素的胃肠道不良反应估计相对危险度从 1.1(无统计学意义)至 1.5(有边缘统计学意义)不等,因此单用糖皮质激素患者可以不进行胃肠道出血的预防性治疗。然而,糖皮质激素与 NSAIDs 联用可导致胃肠道不良事件的发生率增加,应提醒患者注意避免联用。

(三) 药学监护要点

(1) 监测药物疗效:体温、疼痛、甲状腺激素指标、血常规等。

(2) 监测药物不良反应:糖皮质激素使用 3 个月内属于中程治疗,停药时需逐渐减量。常见不良反应如精神异常、失眠、胃肠道不适、代谢紊乱、顽固性呃逆等。

案例二

(一) 案例回顾

患者,女性,42 岁。

【主诉】

颈前区疼痛伴发热 20 d。

【现病史】

患者 20 d 前自觉吞咽时右侧颈前区疼痛,触之疼痛加重,伴咳嗽,咳少量痰,未予重视。2 d 后晚间开始体温升高,持续在 37.5～37.7℃,至我院急诊,血常规示 WBC 11.19×10⁹/L,NEUT% 73.8%,胸片未见异常,考虑"上呼吸道感染",予以左氧氟沙星静脉用药 3 d 抗感染,症状未见改善。一周前再次就诊于我院,T 37.8℃,甲状腺 Ⅱ 度肿大,质韧,右侧轻度压痛。血常规示 WBC 9.7×10⁹/L,NEUT% 75.1%(↑),CRP 52.7(↑),ESR 89 mm/h(↑)。甲状腺常规示 FT_3 8.48 pmol/L(↑),FT_4 26.27 pmol/L(↑),TT_3 3.43 ng/mL(↑),TT_4 232.16 μg/dL(↑),TSH 0.01 mIU/L(↓),TRAb 0.78 U/L,TPOAb 19.15 IU/mL。肺炎病原体组套示乙型流感病毒抗体弱阳性,余均阴性。甲状腺 B 超示甲状腺双叶及峡部增大,回声不均匀(拟诊为亚急性甲状腺炎),甲状腺双叶实性结节(右一低回声结节,3 mm×4 mm;左叶两个低回声结节,较大 2 mm×3 mm,均未见血流信号)。考虑亚急性甲状腺炎,予以阿司匹林肠溶片 0.3 g b.i.d.及护胃对症处理。用药后体温继续升高,最高至 39.8℃,伴咳嗽,无痰,4 d 前胸部平扫 CT 示左肺下叶背段炎症,右肺下叶外基底段小条片影。予以左氧氟沙星注射液 0.5 g q.d.+头孢呋辛 2.25 g q.d.静脉抗感染处理,2 d 前体温恢复正常。患者病程中无恶心、呕吐,无腹痛、腹泻,无呼吸困难。现为进一步诊疗入院。

患者自发病以来,患者精神可,睡眠可,胃纳可,二便正常,体重无明显改变。

【既往史】

1998 年因腹膜后副神经节瘤行手术治疗,术中输血 1 500 mL。2008 年行肝右叶继发性副神经节瘤手术。2011 年行肝左叶继发性副神经节瘤射频消融术。否认其他外伤、手术史。

【社会史、家族史、过敏史】

青霉素过敏。

【体格检查】

T 36.9℃,P 110 次/分,R 18 次/分,BP 120/75 mmHg。双侧甲状腺Ⅱ度肿大,质韧,表面光滑,右侧轻压痛,可随吞咽上下活动,左叶未及结节,双叶上极未闻及血管杂音。

【实验室检查及其他辅助检查】

1. 实验室检查

(1) 甲状腺功能:TSH 0.02 μIU/mL(↓),TgAb 38.40 IU/mL,TPOAb 14.20 IU/mL,TRAb 0.58 IU/L,TT_3 2.19 nmol/L,TT_4 170.62 nmol/L(↑),FT_3 9.79 pmol/L(↑),FT_4 41.40 pmol/L(↑)。

(2) 血常规:WBC $11.70×10^9$/L(↑),NEUT% 78.00%(↑),ESR 25.00 mm/h(↑)。

2. 其他辅助检查 胸部CT平扫:左肺下叶背段磨玻璃影,炎症?建议结合临床随访复查。右肺下叶纤维增殖灶。附见甲状腺增大、密度减低。

【诊断】

(1) 亚急性甲状腺炎。

(2) 甲状腺毒症。

(3) 肺炎。

(4) 腹膜后副神经节瘤术后,肝转移瘤术后。

【用药记录】

1. 解热镇痛抗炎 阿司匹林肠溶片 0.3 g p.o. b.i.d.(d1-5),泼尼松片 5 mg p.o. t.i.d.(d6-11)。

2. 抗感染 头孢呋辛钠注射液 2.25 g+0.9%氯化钠注射液 250 mL iv.gtt q.d.(d1-3),左氧氟沙星注射液 0.5 g+ 0.9%氯化钠注射液 250 mL iv.gtt q.d.(d1-11)。

3. 化痰止咳 盐酸氨溴索注射液 30 mg+ 0.9%氯化钠注射液 20 mL i.v. b.i.d.(d1-3),氨溴索片 30 mg p.o. t.i.d.(d4-11),糜蛋

白注射液针 800 U inh b.i.d.(d1－11)，硫酸特布他林雾化液 10 mg inh b.i.d.(d1－11)。

4. 保护胃黏膜　奥美拉唑肠溶胶囊 20 mg p.o. q.d.(d7－11)，铝碳酸镁咀嚼片 1 g p.o. t.i.d.(d7－11)。

5. 控制心率　美托洛尔片 25 mg p.o. b.i.d.(d3－6)，美托洛尔片 p.o.早 50 mg、中 25 mg、晚 50 mg(d7－11)。

【药师记录】

入院第 1 天：患者体温正常，为明确甲状腺结节性质，在征得患者同意下，行甲状腺细针穿刺术，手术顺利，安返病房。

入院第 3 天：患者体温 36.8℃，仍有咳嗽，咳少量痰。双肺呼吸音稍粗，未及明显干湿啰音。心率 100 次/分，律齐，未及杂音。实验室检查血常规、肝肾功能正常，甲状腺穿刺涂片见多量甲状腺上皮细胞、少量淋巴细胞、多核巨细胞及纤维细胞，倾向为亚急性甲状腺炎。考虑患者肺部感染症状好转，停用头孢呋辛钠，氨溴索注射液改为片剂口服，患者心率偏快，给予美托洛尔片 25 mg p.o. b.i.d.。

入院第 5 天：患者仍有咳嗽、咳少量痰，呈白色，伴气喘，余无新增不适。前一日晚间体温 38.7℃，今晨体温 36.5℃，神清，精神可，双肺呼吸音稍粗，未及明显湿啰音，偶及少量干啰音。复查血常规正常。患者体温再次升高，肺部感染症状不明显，考虑可能为亚急性甲状腺炎复发，停用阿司匹林肠溶片，给予泼尼松 5 mg p.o. t.i.d.。

入院第 7 天：患者诉晨起后感心跳加速，仍有咳嗽、咳少量痰，伴气喘，较前好转，余无新增不适。体温 36.5℃，神清，精神可，双肺呼吸音稍粗，未及明显干湿啰音。心率 90 次/分，律齐，未及杂音。因患者心率较快，美托洛尔剂量增加为早 50 mg、中 25 mg、晚 50 mg 减慢心率，加用奥美拉唑肠溶胶囊和铝碳酸镁咀嚼片护胃。

入院第 10 天：患者无心悸不适，咳嗽、咳痰、气喘较前明显好转。体温 37℃，神清，精神可，双侧甲状腺Ⅰ度肿大，质软，表面光滑，无压痛，可随吞咽上下活动，未闻及血管杂音。双肺呼吸音清，未及明显干湿啰音。心率 70 次/分，律齐，未及杂音。患者咳嗽、咳痰较前好转，白细胞较入院前有所升高考虑为使用激素所致。甲状腺肿大较前好转，病情平稳，予以出院。

出院带药：泼尼松片 5 mg p.o. t.i.d.，奥美拉唑 20 mg p.o. q.d.，铝碳酸镁咀嚼片 1 g p.o. t.i.d.，美托洛尔片 p.o.早 50 mg、中 25 mg、晚 50 mg。

（二）案例分析

【解热镇痛抗炎药物使用】

亚急性甲状腺炎轻症患者可以使用 NSAIDs 药物治疗。阿司匹林用于解热镇痛时用量为一次 0.3 ~ 0.5 g，可间隔 4 ~ 6 h 重复用药 1 次。NSAIDs 治疗效果不佳时换用糖皮质激素泼尼松 5 mg p.o. t.i.d.，症状控制可。用药 1 ~ 2 周后逐渐减量，疗程 2 ~ 3 个月。过快减量、过早停药可使病情反复，应注意避免。

临床药师观点：目前临床阿司匹林较多用于抗血小板治疗，剂量较小（75 ~ 150 mg）。阿司匹林用于解热镇痛时所需剂量较大，不良反应发生率较高。可以选择其他不良反应相对较小的解热镇痛药，如常用的布洛芬、双氯芬酸钠、塞来昔布等。

【抗感染治疗】

患者入院时存在肺部感染，为社区获得性感染。入院后联合使用头孢呋辛和左氧氟沙星抗感染治疗。

临床药师观点：社区获得性感染常见细菌为肺炎链球菌、卡他莫拉菌、流感嗜血杆菌及非典型病原体等。使用左氧氟沙星即可覆盖，无须联合使用头孢呋辛。

【抑酸治疗】

糖皮质激素可诱发和加重溃疡，医生给予患者抑酸和护胃治疗。

临床药师观点：单用糖皮质激素的胃肠道不良反应发生危险较低，如患者无胃肠道疾病不需常规使用抑酸药物。然而，糖皮质激素与 NSAIDs 联用可导致胃肠道事件的发生率增加，如果存在联合使用时可以使用抑酸药进行预防。

【化痰止咳平喘治疗】

患者有咳嗽、咳痰症状，入院后使用氨溴索、糜蛋白酶化痰，硫酸特布他林雾化平喘。

<u>临床药师观点</u>：特布他林为 β_2 受体激动剂，不良反应轻微，主要表现为口干、鼻塞、轻度胸闷、嗜睡、心悸及手抖等，因此对未控制的甲状腺毒症患者应慎用特布他林，该患者没有较重的支气管痉挛症状，可以不使用。患者主要表现是咳嗽、咳痰症状，使用氨溴索等即可。

（三）药学监护要点

（1）监测药物疗效：体温、疼痛、甲状腺指标、血常规等。

（2）监测药物不良反应：糖皮质激素使用 3 个月以内属于中程治疗，停药时需逐渐减量。常见不良反应如精神异常、失眠、股骨头坏死、胃肠道不适、代谢紊乱、顽固性呃逆等。监护左氧氟沙星有无 Q-T 间期延长、肌腱损伤、肝毒性、中枢神经系统等不良反应。监护特布他林不良反应如头晕、头痛、心悸等。

案例三

（一）案例回顾

患者，女性，64 岁。

【主诉】

发现颈部增粗 40 余年，颜面水肿半个月。

【现病史】

患者于 40 余年前无明显诱因下发现颈部增粗，未重视，未就诊。近半个月出现双下肢及颜面部水肿，无晨轻暮重，并出现怕冷、四肢乏力、嗜睡，无恶心、呕吐、头痛、头昏、精神障碍，于 10 月 30 日至我院门诊就诊，查体示甲状腺Ⅱ度肿大，查甲状腺功能提示 T_3、T_4 降低，TSH 升高，TPOAb 90.7 mU/L。今来我院门诊就诊，考虑"桥本甲状腺炎"收入我科。

自发病以来，患者精神状态一般，体力情况较差，食欲食量一般,睡眠情况一般,小便正常,大便 2 天 1 次,体重无明显变化。

有糖尿病病史 10 余年,目前口服格列吡嗪控释片 5 mg q.d.、阿卡波糖 50 mg t.i.d.,平素血糖控制可,有四肢肢端麻木。近半个月发现血压升高,最高 160/90 mmHg,服用非洛地平缓释片 5 mg q.d.。

【既往史】

20 余年前因子宫肌瘤行子宫切除手术史,余无特殊。

【社会史、家族史、过敏史】

其父亲有高血压、糖尿病。已婚已育,育有 2 女,体健。

【体格检查】

T 37.0℃,P 70 次/分,R 18 次/分,BP 115/70 mmHg。一般情况可,甲状腺弥漫性肿大,Ⅱ度肿大,无压痛,无震颤,无血管杂音。

【实验室检查及其他辅助检查】

1. 实验室检查

(1)甲状腺功能:TSH 122.9 mIU/L(↑),TT_4 4.5 nmol/L,TT_3 0.25 nmol/L,FT_3 1.08 pmol/L(↓),FT_4 1.06 pmol/L(↓)。TPOAb>1 300 IU/mL(↑),TgAb>500 IU/mL(↑),TRAb 140.79 IU/mL(↑)。

(2)生化检查:CK 260 U/L(↑),Cr 100 μmol/L(↑),UA 436 μmol/L(↑),TC 5.3 mmol/L(↑),LDL－C 3.21 mmol/L。

(3)糖尿病相关:INS 6.4 μU/mL,C 肽 1.6 ng/mL,GA 18.51%(↑),HbA1c 7.4%(↑)。

(4)其余检查无特殊。

2. 其他辅助检查

(1)甲状腺 B 超:甲状腺弥漫性病变。

(2)甲状腺摄碘率:18.3%(2 h)、20.2%(6 h)、24.8%(24 h)。

【诊断】

(1)桥本甲状腺炎。

(2)2 型糖尿病:糖尿病外周神经病变。

（3）高血压 2 级（极高危组）。

【用药记录】

1. 甲状腺激素补充　左甲状腺素钠片 50 μg p.o. q.d.（d2−4），75 μg p.o. q.d.（d5−7）。

2. 降糖　格列吡嗪控释片 5 mg p.o. q.d.（d1−7），阿卡波糖片 50 mg p.o. t.i.d.（d1−7）。

3. 降压　非洛地平缓释片 5 mg p.o. q.d.（d1−7）。

4. 改善糖尿病周围神经病变　注射用腺苷钴胺 1.5 mg+0.9% 氯化钠注射液 2 mL i.m.（d1−7），注射用硫辛酸 0.3 g+0.9%氯化钠注射液 250 mL iv.gtt q.d.（d1−7），依帕司他片 50 mg p.o. t.i.d.（d1−7）。

【药师记录】

入院第 2 天：患者诉有双下肢及颜面部水肿，有四肢肢端麻木、乏力感，食纳可，二便如常，血压 140/70 mmHg。患者甲状腺功能减退，给予左甲状腺素钠片 50 μg p.o. q.d.。入院后完善各项检查。

入院第 4 天：患者一般情况无特殊。双侧 Babinski 征阴性。患者甲状腺功能提示患者甲状腺激素水平较低，摄碘率稍低于正常水平，TRAb 和 TPOAb 明显升高，考虑患者为自身免疫性甲状腺炎。患者使用左甲状腺素钠片无明显不适，次日起加量至 75 μg q.d.替代治疗。患者血脂和肌酸激酶升高，可能与其甲减相关。

入院第 6 天：患者诉肢体麻木及乏力较前好转，无明显胸闷、胸痛，无恶心、呕吐，食纳可，睡眠可，二便如常。BP 110/70 mmHg。病情平稳，拟明日出院。

出院带药：左甲状腺素钠片 75 μg p.o. q.d.，格列吡嗪控释片 5 mg p.o. q.d.，阿卡波糖片 50 mg p.o. t.i.d.，非洛地平缓释片 5 mg p.o. q.d.。依帕司他 50 mg p.o. t.i.d.。

（二）案例分析

【甲减治疗】

患者有临床甲减，给予左甲状腺素钠片替代治疗。患者无心脏疾病,起始剂量给予 50 μg q.d.,使用后无明显不适,4 d 后加量至 75 μg q.d.。

　　临床药师观点:桥本甲状腺炎起病隐匿,进展缓慢,早期的临床表现常不典型,症状主要表现以代谢率减低和交感神经兴奋性下降为主,典型患者有畏寒、乏力、手足肿胀感、颜面和(或)眼睑水肿、便秘等表现。该患者症状较为典型。除了甲状腺功能指标变化外,甲减还可以引起轻、中度贫血,血清胆固醇升高,心肌酶谱升高、肌酸激酶升高等。甲减患者给予左甲状腺素钠片治疗,一般需要终身替代。治疗目标为临床甲减症状和体征消失,血清 TSH 和 TT_4、FT_4 水平维持在正常范围。成年甲减患者的 L-T_4 替代剂量为每日 50~200 μg,平均 125 μg,治疗剂量取决于患者的病情、年龄、体重等。而起始的剂量和达到完全替代剂量所需时间要根据年龄、体重、心脏功能状态确定。

【降糖治疗】

　　患者有糖尿病病史 10 余年,长期口服格列吡嗪控释片 5 mg q.d.和阿卡波糖 50 mg t.i.d.,入院后继续给予原降糖方案治疗。

　　临床药师观点:患者入院后查 HbA1c 18.51%,目标值为 17%,血糖虽未达标,控制尚可。目前降糖治疗的首选药物为二甲双胍,如无禁忌或患者无法耐受,二甲双胍应一直保持在降糖方案中,建议可加用二甲双胍降糖,停用格列吡嗪控释片。

【降压治疗】

　　患者入院前半个月发现血压升高,最高 160/90 mmHg,服用非洛地平缓释片 5 mg q.d.。

　　临床药师观点:糖尿病患者的血压目标值为低于 130/80 mmHg,入院后多次测血压均达标,继续原方案治疗。

【其他治疗】

　　该患者未使用他汀类药物及阿司匹林抗血小板治疗。

　　临床药师观点:患者为老年女性,有糖尿病、高血压、血脂异常,建议加用他汀调脂治疗并加用阿司匹林进行一级预防。调脂的首要目标是 LDL - C 小于 2.6 mmol/L。

(三)药学监护要点

(1)监测药物疗效:血清 TSH、TT_4、FT_4 水平,血糖、血压、血脂等。

(2)监测药物不良反应:服用左甲状腺素钠片后有无不适、有无低血糖、低血压、肝肾功能异常及其他不适症状。

案例四

(一)案例回顾

患者,女性,55 岁。

【主诉】

怕热、心悸、消瘦、乏力 10 年余,复发半年。

【现病史】

患者 10 年前开始无明显诱因下出现怕热、心悸、消瘦、乏力,伴多食、手抖、烦躁,无吞咽困难,无呼吸困难,声音嘶哑等表现,外院诊断为甲亢(具体检验不详),先后予以甲巯咪唑、丙硫氧嘧啶治疗后甲亢症状缓解,后出现粒细胞减少,予以利血生升高白细胞治疗。期间复发 3 次,目前已停用抗甲亢药物 2 年,半年前患者自觉再次出现怕热、心悸、多食、乏力、情绪易激动、大便不成形等症状,于外院医院就诊,查甲状腺功能示 FT_3 6.96 pmol/L(↑)、FT_4 19.43 pmol/L、TSH 0.41 mIU/L(↓)、TRAb 55.307 IU/mL(↑)、TgAb 607.4 ng/mL(↑)。血常规示 WBC 3.97×10^9/L,NEUT 1.15×10^9/L(↓),Hb 146 g/L,PLT 203×10^9/L。肝功能无异常。甲状腺 B 超示甲状腺肿大,考虑弥漫性病变;双侧颈部未及明显肿大淋巴结。为进一步治疗,于我院门诊就诊,予以美托洛尔片 12.5 mg p.o. b.i.d.控制心率,利血生、鲨肝醇升高白细胞治疗,本次为行同位素治疗,拟"甲状腺功能亢进(Graves 病可能)"收治入院。

自本次发病以来,患者神清,精神可,多食,大便不成形,每天 1 次,小便无特殊,略消瘦(体重减少具体不详)。

【既往史】

30 余年前因宫外孕行手术治疗,因失血量较多,输红细胞4 U。30 年前行剖宫产。2 年前因胸膜囊肿行胸腔镜下囊肿切除术。

【社会史、家族史、过敏史】

无特殊。

【体格检查】

T 37.0℃,P 68 次/分,R 20 次/分,BP 110/70 mmHg。一般情况可,气管居中,双侧甲状腺Ⅱ度肿大,质软,表面光滑,无压痛,可随吞咽上下活动,双侧未闻及血管杂音。

【实验室检查及其他辅助检查】

1. 实验室检查

(1)甲状腺功能:TG 20.06 ng/mL,TgAb 614.00 IU/mL(↑),TPOAb 16.33 IU/mL,TRAb 0.78 IU/L,FT_3 4.21 pmol/L,FT_4 7.67 pmol/L(↓),TT_3 1.27 nmol/L,TT_4 56.28 nmol/L(↓),TSH 6.32 mIU/L(↑)。

(2)血常规:WBC $3.40×10^9$/L(↓),NEUT $1.2×10^9$/L,NEUT% 36.3%,LYM% 52.0%。

2. 其他辅助检查

(1)单光子发射计算机断层显像(SPECT):甲状腺两叶弥漫性肿大,密度普遍减低,摄锝功能欠均匀。

(2)甲状腺摄碘率:5.9%(2 h),3.7%(24 h)。

【诊断】

(1)桥本甲状腺炎。

(2)粒细胞减少症。

【用药记录】

1. 甲状腺激素补充治疗　左甲状腺素钠片 25 μg p.o. q.d.(d6-7)。

2. 控制心率　美托洛尔片 12.5 mg p.o. b.i.d.(d1-7)。

3. 升高白细胞　利血生片 20 mg p.o. t.i.d.(d1-7)。

4. 调节自主神经　谷维素片 10 mg p.o. t.i.d.（d6－7）。

【药师记录】

入院第 2 天：患者自诉仍有心悸、多汗。查体大致同前，心率 68 次/分，律齐，各瓣膜区未闻及杂音。考虑患者入院拟行 ^{131}I 治疗，根据《^{131}I 治疗格雷夫斯甲亢指南》，如果无用药禁忌，所有具有甲亢症状的格雷夫斯甲亢患者均宜在 ^{131}I 治疗前使用 β 受体阻滞剂，所以予以美托洛尔治疗。

入院第 3 天：患者一般情况无殊。实验室检查摄碘率低下，TgAb 阳性，FT_4 及 TT_4 偏低，TSH 升高。提示患者甲亢诊断不成立，考虑为桥本甲状腺炎可能，择日行细针穿刺以明确诊断。

入院第 5 天：患者在 B 超定位引导下行甲状腺细针穿刺术。组织穿刺涂片中见多量淋巴细胞、甲状腺上皮细胞，细胞有嗜酸性变，倾向为桥本甲状腺炎。复查白细胞及中性粒细胞已经恢复至正常范围内，继续予利血生升高白细胞治疗；复查甲状腺功能检查提示 TT_4 及 FT_3 偏低，TSH 进一步升高为 10.30 mIU/L，根据甲状腺穿刺结果，患者桥本甲状腺炎诊断明确。

入院第 6 天：患者自诉仍有心悸多汗。检查性激素常规提示雌激素处于绝经期水平，考虑患者心悸多汗症状可能为绝经期综合征可能，给予谷维素 10 mg p.o. t.i.d.调节自主神经功能紊乱。加用左甲状腺素钠片 25 μg p.o. q.d.。患者病情稳定，诊断明确，予以出院。

出院带药：左甲状腺素钠片 25 μg p.o. q.d.，美托洛尔片 12.5 mg p.o. b.i.d.，利血生片 20 mg p.o. t.i.d.，谷维素片 10 mg p.o. t.i.d.。

（二）案例分析

【甲减治疗】

患者有甲亢病史 10 年，目前临床检查提示甲减，给予左甲状腺素钠片治疗。起始剂量为 25 μg q.d.。

临床药师观点：桥本甲状腺炎起病隐匿，进展缓慢，早期的临床表现常不典型，可表现为甲亢、甲状腺功能正常或甲减。桥本甲状腺炎还可与 Graves 病并存,组织学兼有桥本甲状腺炎和 Graves 病两种表现。甲减患者给予左甲状腺素钠片治疗,一般需要终身替代。治疗目标为血清 TSH 和 TT_4、FT_4 水平维持在正常范围。该患者平素有心悸症状,因此从小剂量 25 μg 开始,可每 1~2 周复查,每次增加 25 μg,直至达到治疗目标。

【控制心率治疗】

患者有心悸表现,心率约 70 次/分,给予美托洛尔片小剂量口服。

临床药师观点:患者心率正常,心悸、多汗表现可能与绝经期综合征有关,使用后症状无明显好转,建议停用。

【升白细胞治疗】

患者存在中性粒细胞降低,给予利血生片对症治疗,治疗后中性粒细胞恢复正常。

临床药师观点:甲亢患者及使用抗甲状腺药物均可能引起中性粒细胞降低,但该患者目前停用抗甲状腺药物已经 2 年,药物不良反应可能性低。因此原因未明,给予对症治疗,定期监测。

(三)药学监护要点

(1)监测药物疗效:血清 TSH、TT_4、FT_4 水平,出汗、心悸症状有无好转。

(2)监测药物不良反应:心悸症状有无加重、血常规、有无过敏等。

案例五

(一)案例回顾

患者,女性,51 岁。

【主诉】

发热伴颈部疼痛 2 周。

【现病史】

患者于 2 周前无明显诱因下出现畏寒、怕冷、乏力,伴颈部疼痛,体重无明显变化。病程中体温最高达 39.8℃。无流涕、咳嗽咳痰等症状。曾于外院及我院急诊多次就诊,予以头孢类药物抗感染治疗后体温降低,停药后体温复升。自觉颈部增粗,无声嘶、吞咽困难等情况。10 d 前查血清 TT_3、TT_4 增高,FT_3 和 FT_4 增高,TSH下降,TgAb、TPOAb 增高,B 超提示甲状腺双叶结节。一周前在 B 超引导下行甲状腺穿刺,病理结果见少量淋巴细胞,未见肯定恶性细胞。为进一步检查和治疗入院。

患者自发病以来精神状态良好,体力情况正常,食欲食量正常,睡眠正常,小便正常,大便无异常。近期体重无明显变化。

【既往史】

曾行宫颈 LEEP 刀治疗宫颈上皮内瘤变。

【社会史、家族史、过敏史】

配偶及子女体健。近 2 年月经逐渐稀少,周期延长。

【体格检查】

T 37.6℃,P 80 次/分,R 18 次/分,BP 120/70 mmHg。甲状腺弥漫性肿大(Ⅱ度),有压痛,无震颤、血管杂音。

【实验室检查及其他辅助检查】

(1) 血常规:嗜酸细胞比例 0.3%(↓),LYM $0.9×10^9$/L(↓),RBC $3.7×10^{12}$/L(↓),CRP>160 mg/L(↑),PCT 0.06 ng/mL(↑)。

(2) 甲状腺功能:TgAb 222.0(↑),TPOAb > 1 300 IU/mL(↑),FT_4 45.44 pmol/L(↑),FT_3 11.49 pmol/L(↑),TT_3 4.48 nmol/L(↑),TT_4 278.5 nmol/L(↑),TSH 0.02 mIU/L(↓)。

(3) 肝功能:ALT 47 U/L(↑),AST 37 U/L(↑),ALB 28.8 g/L(↓),GGT 78 U/L(↑)。

【诊断】

(1) 亚急性甲状腺炎。

(2) 急性上呼吸道感染可能。

【用药记录】

1. 改善甲亢症状　普萘洛尔片 10 mg p.o. b.i.d.(d1 - 2)。

2. 抗感染治疗　注射用哌拉西林钠舒巴坦 5 g iv.gtt q.d. (d4－8)。

3. 抗炎治疗　泼尼松片 5 mg p.o. t.i.d.(d4－8)。

4. 改善肝功能　注射用还原型谷胱甘肽 2.4 g+0.9%氯化钠注射液 250 mL iv.gtt q.d.(d3－8)。

【药师记录】

入院第 2 天：患者诉咽痛，体温 38.1℃，心率 78 次/分。考虑患者有甲亢症状，给予普萘洛尔片减慢心率，减轻甲状腺毒症症状。

入院第 4 天：患者仍有咽部疼痛，查体见咽部充血，体温 38.0℃，实验室检查提示肝功能指标轻微升高。考虑患者为亚急性甲状腺炎，给予泼尼松治疗。同时给予还原型谷胱甘肽保肝治疗。患者咽痛症状明显，考虑上呼吸道感染，加用哌拉西林舒巴坦抗感染。

入院第 7 天：患者诉颈部压痛好转，体温 36.8℃。无其他不适主诉。目前病情平稳，予以出院。

出院带药：泼尼松片 5 mg p.o. t.i.d.。2 周后改为 5 mg p.o. b.i.d.。

（二）案例分析

【抗炎治疗】

患者虽然因 TPOAb 升高、甲状腺穿刺考虑桥本甲状腺炎，但入院后查甲状腺功能、ESR、CRP 及临床症状提示存在亚急性甲状腺炎。

临床药师观点：给予糖皮质激素治疗合理。

【抗感染治疗】

患者有咽部疼痛、体温升高，CRP 升高，但白细胞正常，PCT 轻微升高。

临床药师观点：细菌感染证据不足，不需使用抗感染药物。

【控制甲亢症状】

患者心率 80 次/分，甲状腺毒症症状不明显。

　　临床药师观点：住院医师根据病史中甲状腺激素的水平，基于惯性思维给予患者普萘洛尔，入院后发现患者没有明显甲状腺毒症的临床表现，第 3 天停用 β 受体阻滞剂，停用合理。

（三）药学监护要点

　　（1）注意监测甲状腺功能、肝功能、血常规等。

　　（2）糖皮质激素治疗期间应关注不良反应常见，如精神异常、失眠、股骨头坏死、消化道不适、代谢紊乱、顽固性呃逆等。

第三节　主要治疗药物

一、常用治疗方案

常用治疗方案见表7-1。

二、主要治疗药物

主要治疗药物见表7-2。

表 7-1 常用治疗方案

名称	适应证	用法用量	禁忌证	注意事项
非甾体抗炎药	亚甲炎轻症患者	常规剂量,疗程约 2 周	1. 对 NSAIDs 过敏者 2. 部分药物孕妇及哺乳期妇女禁用 3. 严重肝肾功能不全者或严重心力衰竭者 4. 活动性消化道溃疡、胃肠道出血或穿孔的患者	1. 一般情况下不可同服 2 种 NSAIDs 药物 2. 服药期间不得饮酒或饮用含乙醇的饮料 3. 监测有无胃肠道不适,注意出血风险 4. 监测肝肾功能
糖皮质激素	亚甲炎重症患者	初始泼尼松 20~40 mg/d,维持 1~2 周,根据症状体征及血沉的变化缓慢减少剂量,总疗程 2~3 个月	高血压、血栓症,胃及十二指肠溃疡、精神病、电解质代谢异常、心肌梗死,内脏手术、青光眼等患者不宜使用。对本品及肾上腺皮质激素类药物有过敏史者禁用,真菌和病毒感染者禁用	1. 结核病、急性细菌性或病毒性感染患者应用时,必须给予适当的抗感染治疗 2. 疗程超过 5 d 者,停药时应逐渐减量 3. 糖尿病、骨质疏松症、肝硬化、肾功能不全、甲状腺功能低下患者真用 4. 活动员真用
甲状腺激素	甲减	成年甲减患者的 L-T₄ 替代剂量为每日 50~200 μg,平均 125 μg,治疗剂量取决于患者的病情、年龄、体重等。而起始的剂量和达到完全替代剂	1. 对本品及其辅料高度敏感者 2. 未经治疗的肾上腺功能减退、垂体功能减退或甲状腺毒症患者 3. 应用本品治疗不宜从急性心肌梗死期、急性心肌炎和急性全心炎时开始	1. 治疗目标为临床症状控制,血清 TSH 和 TT₄、FT₄ 水平维持在正常范围 2. 冠心病、心绞痛、高血压、心功能不全、心动过速或心律失常等患者慎用

（续表）

名称	适应证	用法用量	禁忌证	注意事项
		量所需时要根据年龄、体重、心脏功能状态确定	4. 怀孕期间本品不用于抗甲状腺药物联用治疗甲亢	见第三章甲状腺功能亢进症
抗甲状腺药物	甲亢	亚急性甲状腺炎不使用抗甲状腺药物治疗。怀孕甲状腺炎患者可表现为甲亢，可使用抗甲状腺药物，剂量宜偏小	见第三章甲状腺功能亢进症	

表 7-2 主要治疗药物

名称	适应证	用法用量	禁忌证	注意事项
泼尼松	亚急性甲状腺炎重症	初始 20~40 mg/d，维持 1~2 周，根据症状、体征及 ESR 的变化缓慢减少用量。总疗程 2~3 个月	高血压、血栓症、胃及十二指肠溃疡、精神病、电解质代谢异常、心肌梗死、内脏手术、青光眼等患者不宜使用。对本品及肾上腺皮质激素类药物有过敏史患者禁用。真菌和病毒感染者禁用	1. 结核病、急性细菌性或病毒性感染者应用时，必须给予适当的抗感染治疗 2. 疗程超过 5 d 停药时应逐渐减量 3. 糖尿病、骨质疏松、肝硬化、肾功能不全、甲状腺功能低下患者慎用 4. 运动员慎用

（续表）

名称	适应证	用法用量	禁忌证	注意事项
阿司匹林	亚急性甲状腺炎轻症	1次0.5~1g，若持续发热或疼痛，可间隔4~6h重复用药，1天不超过4次	1. 对阿司匹林或其他水杨酸盐过敏者 2. 水杨酸盐或水杨酸物质、NSAIDs导致哮喘的病史 3. 急性胃肠道溃疡 4. 出血体质 5. 严重的肾功能衰竭 6. 严重的肝功能衰竭 7. 严重的心力衰竭 8. 与甲氨蝶呤（剂量为15mg/周或更多）合用 9. 妊娠的最后3个月	1. 胃、十二指肠溃疡史，包括慢性溃疡、复发性溃疡、胃肠道出血史患者慎用 2. 对肾功能或心血循环受损的患者，阿司匹林可能进一步增加肾脏损伤和急性肾衰竭的风险 3. 对于严重葡萄糖-6-磷酸脱氢酶缺乏症患者，可能诱发溶血 4. 可能导致支气管痉挛并引起哮喘发作或其他过敏反应
对乙酰氨基酚	亚急性甲状腺炎轻症	1次0.25~0.5g，1日3次，应随年龄及症状适宜增减	溶血性贫血患者，严重肝肾功能不全者禁用	1. 对出现黏膜与皮肤反应的患者应特别注意，并且考虑停止使用本品 2. 对可能有肾、肝及心功能损坏的老年患者慎用 3. 避免与其他NSAIDs，包括选择性COX-2抑制剂合并用药 4. 有高血压和（或）心力衰竭（如液体潴留和水肿）病史的患者应慎用 5. 服用该药时应当避免饮酒

名称	适应证	用法用量	禁忌证	注意事项
布洛芬	亚急性甲状腺炎轻症	成人1次0.3 g,1日2次	1. 对其他NSAIDs过敏者禁用 2. 孕妇及哺乳期妇女禁用 3. 严重肝肾功能不全者或严重心力衰竭者禁用 4. 正在服用其他NSAIDs,包括服用已知是特异性COX-2抑制剂药物的患者禁用。除非医生建议使用 5. 既往有与使用NSAIDs治疗相关的上消化道出血或穿孔史者禁用 6. 活动性或既往有消化性溃疡史、胃肠道出血或穿孔的患者禁用	同对乙酰氨基酚
双氯芬酸钠	亚急性甲状腺炎轻症	正常成人的剂量为75 mg,q.d.。必要时可增至75 mg b.i.d.	同布洛芬	同对乙酰氨基酚
洛索洛芬钠	亚急性甲状腺炎轻症	成人1次60 mg,1日3次。应随年龄及症状适宜增减。原则上1日2次,1日最多180 mg。另外,空腹时不宜服药,或遵医嘱	同布洛芬	同对乙酰氨基酚
塞来昔布	亚急性甲状腺炎轻症	每次100~200 mg,每日2次	同布洛芬	同对乙酰氨基酚

（续表）

名称	适应证	用法用量	禁忌证	注意事项
美洛昔康	亚急性甲状腺炎轻症	仅限于成人使用,用水或流质送服。每日最大建议剂量为15 mg。对于不良反应应予可能增加的患者,治疗开始剂量每日7.5 mg;对于严重肾衰竭的患者透析时,每日剂量不超过7.5 mg	1. 已知对本品过敏的患者 2. 严重肝功能不全者 3. 非透析的严重肾功能不全者 4. 儿童和年龄小于15岁的青少年 5. 孕妇或哺乳期 6. 服用阿司匹林或其他NSAIDs后诱发哮喘、鼻息肉、血管水肿,荨麻疹或其他过敏反应的患者 7. 禁用于冠状动脉旁路移植术(CABG)围手术期疼痛的治疗 8. 有活动性消化道溃疡/出血,或者既往曾发贵溃疡/出血,重度心力衰竭患者	同对乙酰氨基酚
左甲状腺素钠	慢性淋巴细胞性甲状腺炎合并甲减患者	早餐前半小时1次顿服。成年甲减患者的L-T$_4$替代剂量为每日50~200 μg,平均125 μg,治疗剂量取决于患者的病情、年龄、体重等。而替代的剂量和达到完全替代剂量所需时间要根据年龄、体重、心脏功能状态确定	1. 对本品及其辅料高度敏感者 2. 未经治疗的肾上腺皮质功能减退、垂体功能减退和甲状腺毒症 3. 应用本品治疗不得从急性心肌梗死期、急性心肌炎和急性全心炎时开始 4. 怀孕期间本品不用于与抗甲状腺药物联用治疗甲亢	1. 治疗目标为临床症状控制,血清TSH和FT$_4$、FT$_3$水平维持在正常范围 2. 冠心病、心绞痛、高血压、心功能不全、心动过速及心律失常等患者慎用 3. 左甲状腺素可能降低糖药物的降糖疗效 4. 含铝、含铁药物和碳酸钙可能降低左甲状腺素钠的作用。应在服用这些药物之前至少2 h服用L-T$_4$

第四节　案例评述

一、临床药学监护要点

（一）抗炎治疗

亚急性甲状腺炎呈自限性，症状较轻者无须特殊处理，可适当休息，并给予 NSAIDs，注意选择不良反应较少的 NSAIDs。全身症状较重，甲状腺肿大，压痛明显者，可用糖皮质激素治疗，首选泼尼松 20~40 mg/d，用药后数小时至数日可缓解疼痛，甲状腺肿缩小；用药 1~2 周后逐渐减量，疗程 2~3 个月，但停药后部分患者反复，再次用药仍有效。糖皮质激素不良反应较多，尽量使用较小的剂量和较短的疗程。单用糖皮质激素，一般不需要预防使用抑酸药物。任何剂量的糖皮质激素均可加速骨质丢失，增加骨折风险，治疗初始的 3 个月内骨密度下降迅速，6 个月可达高峰，停用 6 个月后可部分恢复。目前推荐在使用糖皮质激素超过 3 个月的患者同时补充钙剂和维生素 D，调整生活方式。患者服用糖皮质激素后会引起食欲增加，可提醒患者控制食欲，减轻体重。告知患者常见的不良反应，如有发生及时就诊。

（二）甲状腺激素替代治疗

自身免疫性甲状腺炎是甲减的常见原因，甲减的治疗一般使用 L–T$_4$ 替代，治疗目标为临床甲减症状和体征消失，血清 TSH 和 TT$_4$、FT$_4$ 水平维持在正常范围。成年甲减患者的 L–T$_4$ 替代剂量为每日 50~200 μg，平均 125 μg，治疗剂量取决于患者的病情、年龄、体重等。而起始的剂量和达到完全替代剂量所需时间要根据年龄、体重、心脏功能状态确定。

（三）并发症的对因及对症治疗

1. β受体阻滞剂　甲状腺毒症明显者，可以使用β受体阻滞剂。用药中注意监测心率。

2. 抗甲状腺药物　亚急性甲状腺炎患者疾病中无甲状腺激素过量生成，不使用抗甲状腺药物治疗。桥本甲状腺炎可表现为甲亢，或同时合并 Graves 甲亢时，可使用抗甲状腺药物，注意剂量不宜过大，用药中定期监测甲状腺功能。

3. 调脂治疗　甲减患者可引起血脂紊乱，需加用调脂药物治疗。

二、常见用药错误归纳与要点

1. 糖皮质激素使用过多　在亚急性甲状腺炎的治疗中，对于疼痛剧烈、体温持续显著升高、NSAIDs 治疗无效者，可选用糖皮质激素抗炎治疗，迅速缓解症状。但糖皮质激素不良反应较多，对于轻症患者，如使用 NSAIDs 能控制症状，可不使用糖皮质激素。

2. 糖皮质激素减量或停药过早　亚急性甲状腺炎治疗的总疗程一般在 6~8 周，过快减量、过早停药可使病情反复，应注意避免。

3. 抗菌药物使用不合理　感染性甲状腺炎需要使用抗菌药物治疗。但自身免疫性甲状腺炎一般不需要使用抗菌药物。发热、疼痛并不是使用抗感染药物的依据。

4. 滥用抑酸药物　甲状腺炎的治疗中有时会使用糖皮质激素治疗，如无胃肠道不适或疾病可不联用抑酸护胃药物。长期使用质子泵抑制剂(PPI)可导致骨质疏松、肠道菌群移位、肺部感染增加等不良反应。

5. 左甲状腺素钠片起始剂量不适宜　为避免左甲状腺素片不良反应，一般推荐低剂量开始，逐渐加量，不宜剂量过大，调整过快。特别是老年患者、冠心病患者和重度或长期甲状腺功能减退的患者。

6. 药物相互作用未重视 含铝、铁、钙的药物可能降低左甲状腺素的作用,应在服用这些药物之前至少 2 h 服用左甲状腺素钠片;一般情况下不同服两种 NSAIDs 药物;服用 NSAIDs 药物期间不得饮酒或饮用含有乙醇的饮料。

第五节　规范化药学监护路径

　　参照亚急性甲状腺炎和慢性淋巴细胞性甲状腺炎的临床路径中的临床治疗模式与程序,建立亚急性甲状腺炎和慢性淋巴细胞性甲状腺炎治疗的药学监护路径(表7-3、表7-4)。其意义在于规范临床药师对亚急性甲状腺炎和慢性淋巴细胞性甲状腺炎患者开展有序、适当的临床药学服务工作,并以其为导向为亚急性甲状腺炎和慢性淋巴细胞性甲状腺炎患者提供个体化的药学服务。

表7-3　亚急性甲状腺炎药学监护路径

适用对象:第一诊断为亚急性甲状腺炎

患者姓名:_____　性别:_____　年龄:_____

门诊号:_____　住院号:_____

住院日期:____年____月____日　出院日期:____年____月____日

标准住院日:7 d内

时间	住院第1天	住院第2~5天	住院第5~7天
主要诊疗工作	□ 药学问诊(附录1) □ 用药重整	□ 药学评估(附录2) □ 药历书写(附录3) □ 医嘱审核 □ 疗效评价 □ 不良反应监测 □ 用药注意事项	□ 药学查房 □ 完成药历书写 □ 出院用药教育
重点监护内容	□ 一般患者信息 □ 药物相互作用审查	病情观察 □ 参加医生查房,注意病情变化 □ 药学独立查房,观察患者药物反应,检查药物治疗相关问题	治疗评估 □ 疗效 □ 不良反应

时间	住院第 1 天	住院第 2~5 天	住院第 5~7 天
	□ 其他药物治疗相关问题	□ 查看检查、检验报告指标变化 □ 检查患者服药情况 □ 药师记录 监测指标 □ 症状 □ 血常规、肝、肾功能,电解质、血糖、血沉、CRP、甲状腺功能 □ 甲状腺 B 超、胸片、心电图 □ 甲状腺吸碘率,甲状腺静态扫描	出院教育 □ 正确用药 □ 定期门诊随访
病情 变异 记录	□ 无 □ 有, 原因: 1. 2.	□ 无 □ 有, 原因: 1. 2.	□ 无 □ 有, 原因: 1. 2.
药师 签名			

表 7-4 慢性淋巴细胞性甲状腺炎药学监护路径

适用对象：第一诊断为慢性淋巴细胞性甲状腺炎
患者姓名：_____ 性别：_____ 年龄：_____
门诊号：_____ 住院号：_____
住院日期：____年____月____日 出院日期：____年____月____日
住院日：7 d 内

时间	住院第 1 天	住院第 2~5 天	住院第 3~7 天
主要 诊疗 工作	□ 药学问诊 （附录1） □ 用药重整	□ 药学评估(附录 2) □ 药历书写(附录 3) □ 医嘱审核 □ 疗效评价 □ 不良反应监测 □ 用药注意事项	□ 药学查房 □ 完成药历书写 □ 出院用药教育
重点 监护 内容	□ 一般患者信息 □ 药物相互作用审查	病情观察 □ 参加医生查房,注意病情变化 □ 药学独立查房,观察患者药物反应,检查药物治疗相关问题	治疗评估 □ 疗效 □ 不良反应

（续表）

时间	住院第 1 天	住院第 2~5 天	住院第 3~7 天
	□ 其他药物治疗相关问题	□ 查看检查、检验报告指标变化 □ 检查患者服药情况 □ 药师记录 监测指标 □ 症状 □ 血常规,肝、肾功能,甲状腺功能 □ 甲状腺 B 超、胸片、心电图 □（必要时）TRAb,甲状腺吸碘率,甲状腺细针穿刺	出院教育 □ 正确用药 □ 定期门诊随访
病情 变异 记录	□ 无 □ 有, 原因: 1. 2.	□ 无 □ 有, 原因: 1. 2.	□ 无 □ 有, 原因: 1. 2.
药师 签名			

朱玲琦　顾鸣宇

参 考 文 献

陈灏珠,林果为,王吉耀.实用内科学.第14版.北京:人民卫生出版社,2013.

陈家伦.临床内分泌学.上海:上海科学技术出版社,2011.

李延兵,梁柳琴.内分泌及风湿病临床诊断与治疗方案.北京:科学技术文献出版社,2011.

廖二元.内分泌学.北京:人民卫生出版社,2012.

母义明,郭代红,彭永德,等.临床药物治疗学.内分泌代谢疾病.北京:人民卫生出版社,2017.

王泽华.妇产科治疗学.北京:人民卫生出版社,2009.

于湛,刘守信,王浩.内分泌及代谢疾病临床用药策略.北京:清华大学出版社,2013.

张萌萌.中国老年学会骨质疏松委员会骨代谢生化指标临床应用专家共识.中国骨质疏松杂志,2014,20(11):1263-1272.

张幸国,胡丽娜.临床药物治疗学各论(上册).北京:人民卫生出版社,2015.

中国老年学学会骨质疏松委员会骨质疏松症诊断标准学科组.中国人骨质疏松症诊断标准专家共识(第三稿2014版).中国骨质疏松杂志,2014,20(9):1007-1010.

中国慢性肾脏病患者合并高尿酸血症诊治共识专家组.中国高尿酸血症相关疾病诊疗多学科专家共识.中华内科杂志,2017,56(3):235-248.

中国慢性肾脏病患者合并高尿酸血症诊治共识专家组.中国慢性肾脏病患者合并高尿酸血症诊治专家共识.中华肾脏病杂志,2017,33(6):463-469.

中国医师协会肾脏内科医师分会.中国肾脏疾病高尿酸血症诊治的实践指南.中华医学杂志,2017,97(25)1927-1936.

中国医师协会心血管内科医师分会.无症状高尿酸血症合并心血管疾病诊治建议中国专家共识,中国综合临床,2010,26(7):1145-1149.

中华医学会风湿病学分会.2016 中国痛风诊疗指南.中华内科杂志,2016,55(11):892-899.

中华医学会风湿病学分会.糖皮质激素诱导的骨质疏松诊治的专家共识.中华风湿病学杂志,2013,17(6):363-368.

中华医学会感染病学分会,肝脏炎症及其防治专家共识专家委员会.肝脏炎症及其防治专家共识.中国实用内科杂志,2014,34(2):152-162.

中华医学会骨质疏松和骨矿盐疾病分会.原发性骨质疏松症诊治指南(2011 年).中华骨质疏松和骨矿盐疾病杂志,2011,4(1):2-17.

中华医学会核医学分会.[131]I 治疗格雷夫斯甲亢指南(2013版).标记免疫分析与临床,2013,21(1):92-104.

中华医学会内分泌学分会.成人甲状腺功能减退症诊治指南.中华内分泌代谢杂志,2017,33(2):167-180.

中华医学会内分泌学分会.高尿酸血症和痛风治疗中国专家共识.中华内分泌代谢杂志,2013,29(11):913-920.

中华医学会内分泌学分会《中国甲状腺疾病诊治指南》编写组.中国甲状腺疾病诊治指南——甲状腺功能亢进症.中华内科杂志,2007,46(10):876-882.

朱禧星,胡仁明.内分泌代谢疾病诊治策略.上海:上海科学技术出版社,2009.

AACE Thyroid Task Force. American association of clinical endocrinologists medical guidelines for clinical practice for the evaluation and treatment of hyperthyroidism and hypothyroidism. Endocrine practice, 2002, 8 : 457－469.

American College of Physicians (ACP). Management of Acute and Recurrent Gout: A Clinical Practice Guideline From the American College of Physicians. Annals of Internal Medicine, 2017, 166(1): 58－68.

American College of Rheumatology (ACR). 2012 American College of Rheumatology Guidelines for Management of Gout. Arthritis care & research, 2012, 64(10): 1447－1461.

Black DM, Rosen CJ. Postmenopausal Osteoporosis. N Engl J Med, 2016, 374: 254－262.

Camacho PM, Petek SM, Binkley N, et al. American association of clinical endocrinologists and american college of endocrinology clinical practice guidelines for the diagnosis and treatment of postmenopausal osteoporosis－2016. Endocr Pract, 2016, 22 (Suppl 4): 1－42.

Camila LSP, Fernanda SA, Hans G, et al. Serum Thyrotropin Levels Following Levothyroxine Administration at Breakfast. Thyroid, 2013, 23(7): 779－784.

Curran PG, DeGroot LJ. The effect of hepatic enzyme-inducing drugs on thyroid hormones and the thyroid gland. Endocr Rev, 1991, 12: 135－150.

EULAR, The European League Against Rheumatism (EULAR). 2016 updated EULAR evidence-based recommendations for the management of gout. Ann Rheum Dis, 2017, 76(1): 29－42.

Jonklaas J, Bianco AC, Bauer AJ, et al. Guidelines for the treatment of hypothyroidism: prepared by the American thyroid association task force on thyroid hormone replacement. Thyroid, 2014, 24(12): 1670 - 1751.

Kanis JA, Hans D, Cooper C, et al. Interpretation and use of FRAX in clinical practice. Osteoporos Int, 2011, 22: 2395 - 2411.

Kanis JA, Johansson H, Oden A, et al. Epidemiology and Quality of Life Working Group of IOF. Worldwide uptake of FRAX. Arch Osteoporos, 2014, 9: 166.

Mancano MA. Drug interaction with Levothyroxine. Pharm Times, 2000, 5(3): 24.

Ross DS, Burch HB, Cooper DS, et al. 2016 American Thyroid Association Guidelines for Diagnosis and Management of Hyperthyroidism and other causes of Thyrotoxicosis. Thyroid, 2016, 26(10): 1343 - 1421.

Surks MI, Sievert R. Drugs and thyroid function. N Engl J Med, 1995, 333(25): 1688 - 1694.

Surks MI, Sievert R. Drugs and thyroid function. N Engl J Med, 1995, 333(25): 1688 - 1694.

Takasu N, Yamashiro K, Ochi Y, et al. TSBAb (TSH - stimulation blocking antibody) and TSAb (thyroid stimulating antibody) in TSBAb-positive patients with hypothyroidism and Graves' patients with hyperthyroidism. Horm Metab Res, 2001, 33 (4): 232 - 237.

附　录

附录1　入院问诊表

日期		问诊药师		患者姓名		住院号	
年龄		身高		体重		床号	
职业(工作内容、环境)							
诊断							
性别	□男　□女　月经:有/否;停经时间:　　　生育史:						
家族史	父母:健在/已故		兄弟姐妹:健在/已故		配偶:健在/已故		子女:健在/已故
	遗传疾病(有/无):						
本次发病情况	时间: 诱因:			主要症状: 检查/检验异常:			
	其他症状:有/无(恶心/呕吐、便秘、胸闷/气急、头痛/头晕等)						
既往病史	(心/肺/脑/肝/肾/胃肠/血压/血脂/血糖/神经)			输血史(有/无): 手术史(有/无): 外伤史(有/无):			

	药名	用法用量	起止时间	用途/依从性/了解程度/用药疗效
既往用药史				

过敏史	食物/药物： 处理：		ADR （有/无）	持续时间： 处理：
个人史 生活习惯	吸烟(是/否)：( )年，一日( )支/包，现在依旧吸烟？			
	饮酒(是/否)：( )年酒，量( )g/d			
	活动能力：好/中/差	睡眠：好/中/差， ( )h/d		食欲：好/中/差

常见疾病临床药学监护案例分析——内分泌疾病分册

附录2 药学评估表

科室:　　患者:　　病案号:　　入院时间:

附表2-1　药物治疗方案及执行情况评估表

药物治疗方案评估	适应证	诊断: 治疗药物:
	剂　量	
	给药途径(剂型)	
	给药间隔和疗程	
	药学监护指标	
药物治疗风险和矛盾评估	肝功能	
	肾功能	
	胃肠功能	
	过敏体质	
	其　他	
药物治疗方案执行情况评估	口服药物服药情况	
	静脉药物给药情况	
	特殊注意事项	
	其　他	

附表 2 - 2　药物治疗反应评估表

疗效评估	
不良反应评估	
患者用药依从性评估	

附表 2 - 3　药物治疗问题相关因素

分析药物治疗问题相关因素（疾病因素、患者因素、药物因素、医务人员因素等）	

附录 3 药 历 首 页

建立日期：　　年　　月　　日　　　　　建立人：

姓名		性别		年龄		ID 号	
住院时间：				出院时间：			
出生地		民族		工作单位：			
联系电话：		联系地址：				邮编	
身高（cm）		体重（kg）			体重指数		
血型		血压 （mmHg）			体表面积 （m²）		
不良嗜好 （烟、酒、 药物依赖）							

主诉和现病史：

既往病史：

既往用药史：

（续表）

家族史：

___

伴发疾病与用药情况：

___

过敏史：

___

药物不良反应及处置史：

___

入院诊断：

___

出院诊断：

___

初始治疗方案分析：
方案

分析
1. 患者病情特点归纳

2. 方案选择

3. 药物剂量

4. ADR 的预防策略

___

初始药物治疗监护计划：
　　1. 疗效观察
　　2. 不良反应监测
　　3. 用药注意事项

辅助治疗药物：

药物治疗日志

药疗医嘱：
　　长期：

　　临时：

　　出院带药：

　　以下按治疗日程每天进行撰写。
日期：
　　病情：
　　（检验）
　　治疗药物：
　　用药分析：

　　药学监护：

　　签名：

常见疾病临床药学监护案例分析——内分泌疾病分册

药物治疗总结

患者治疗情况：

药师在本次治疗中参与药物治疗工作的总结
  （1）药物剂量：
  （2）用药监护：
  （3）疗效观察：
  （4）不良反应：

患者出院后继续治疗方案和用药指导：
治疗需要的随访计划和应自行检测的指标：

附录4 缩略词对照表

附表4-1 常见给药途径和频次的拉丁文及其缩写

分 类	缩 写	拉 丁 文	中 文
给药途径	i.h.	injectio hypodermaticus	皮下注射
	i.m.	injectio intramuscularis	肌内注射
	i.p.	injectio intraperitoneal	腹腔注射
	i.v.	injectio venosa	静脉注射
	iv.gtt	injectio venosa gutt	静脉滴注
	c.i.	continui injectio venosa	持续静脉滴注
	p.o.	per os	口服
给药频次	q.d.	quapua die	每日1次
	b.i.d.	bis in die	每日2次
	t.i.d.	ter in die	每日3次
	q.i.d.	quartus in die	每日4次
	q.o.d.	quaque omni die	隔日1次
	q6h.	quaque sexta hora	每6h1次
	q8h.	quaque octava hora	每8h1次
	stat.	statim	立即
	q.n.	quaqua nocto	每晚

附表 4-2 常用检查指标的中英文及其缩写

中　文	英　文	中　文	英　文
血　常　规		凝　血　功　能	
红细胞记数	RBC	D-二聚体	D-D
血红蛋白	Hb	凝血酶原时间	PT
红细胞比积	HCT	活化部分凝血酶时间	APTT
平均红细胞体积	MCV	国际标准化比值	INR
平均红细胞血红蛋白含量	MCH	凝血酶时间	TT
平均红细胞血红蛋白浓度	MCHC	纤维蛋白原	FIB
红细胞体积分布宽度	RDW	血　脂	
网织红细胞记数	RC	甘油三酯	TG
白细胞记数	WBC	总胆固醇	TC
白细胞分类	DC	高密度脂蛋白	HDL-C
嗜酸性粒细胞	EOS	低密度脂蛋白	LDL-C
淋巴细胞	LYM	脂蛋白(a)	Lp(a)
单核细胞	MID	血清载脂蛋白B	apoB
中性粒细胞比率	NE%	尿　常　规	
中性粒细胞计数	NE	尿比重	SG
血小板记数	PLT	尿酸碱度	pH
平均血小板体积	MPV	尿沉渣镜检	——
血小板压积	PCT	本周氏蛋白	
血小板分布宽度	PDW	尿胆红素	U-BiL
肾　功　能		尿胆原	URO (UBG)
尿素氮	BUN	尿酮体	U-Ket

中　　文	英　文	中　　文	英　文
肌酐	CRE	尿糖	U－Glu
尿酸	URIC	尿蛋白	U－Pro
估算肾小球滤过率	eGFR	尿亚硝酸盐	NIT
肝 功 能		血　　糖	
总蛋白	TP	血糖	GLU
白蛋白	ALB	糖化血清蛋白	GSP
球蛋白	GLO	酮体	D3HB
白/球值	A/G	糖化血红蛋白	HbA1c
铁蛋白	SF	心 肌 生 化	
转铁蛋白	TRF	羟丁酸脱氢酶	HBDH
铁测定	Fe	肌酸激酶	CK
丙氨酸转氨酶	ALT	肌酸激酶同工酶	CK－MB
谷草转氨酶	AST	肌钙蛋白	TNI
γ谷氨酰基转移酶	GGT	肌红蛋白	MYO
天冬氨酸氨基转移酶	AST		
转肽酶	GGT		
碱性磷酸酶	ALP		
乳酸脱氢酶	LDH		
总胆红素	TBIL		
直接胆红素	DBIL		
游离胆红素	IBIL		
胆汁酸	TBA		

中　文	英文	中　文	英文
前白蛋白	PAB		
电 解 质		**炎 性 指 标**	
磷	P	C 反应性蛋白	CRP
钾	K	血沉	ESR
钠	Na		
氯	Cl		
钙	Ca		
其　　他			
抗链球菌溶血素 O	ASO	淀粉酶	AMY
便潜血	OB	胆碱酯酶	CHE
二氧化碳结合力	CO_2Cp		
疾病、操作及药物			
心脏瓣膜病	VHD		
二尖瓣狭窄	MS		
二尖瓣关闭不全	MR		
主动脉狭窄	AS		
心房颤动	AF		
静脉血栓栓塞症	VTE		
感染性心内膜炎	IE		
非 ST 段抬高型急性冠脉综合征	NSTE-ACS		
急性冠脉综合征	ACS		
短暂性脑缺血发作	TIA		

中　文	英　文	中　文	英　文
冠状动脉旁路移植术	CABG		
连续肾脏替代疗法	CRRT		
普通肝素	UFH		
低分子肝素	LMWH		
维生素 K 拮抗剂	VKA		
血管紧张素转化酶抑制剂	ACEI		
血管紧张素Ⅱ受体阻滞剂	ARB		
钙离子拮抗剂	CCB		
质子泵抑制剂	PPI		
H_2受体拮抗剂	H_2RA		
冰冻血浆	FFP		
凝血酶原复合物	PCC		
重组组织型纤溶酶原激活剂	rtPA		

附录